中国医学临床百家

顾 晋 / 著

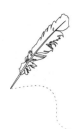

结直肠癌
顾晋 2018 观点

科学技术文献出版社
SCIENTIFIC AND TECHNICAL DOCUMENTATION PRESS
·北京·

图书在版编目（CIP）数据

结直肠癌顾晋2018观点 / 顾晋著. —北京：科学技术文献出版社，2018.4
ISBN 978-7-5189-3957-2

Ⅰ.①结…　Ⅱ.①顾…　Ⅲ.①结肠癌—诊疗　Ⅳ.① R735.3

中国版本图书馆 CIP 数据核字（2018）第 030137 号

结直肠癌顾晋2018观点

策划编辑：赵春月　责任编辑：蔡　霞　赵春月　责任校对：张吲哚　责任出版：张志平

出　版　者	科学技术文献出版社
地　　　址	北京市复兴路15号　　邮编　100038
编　务　部	（010）58882938，58882087（传真）
发　行　部	（010）58882868，58882874（传真）
邮　购　部	（010）58882873
官 方 网 址	www.stdp.com.cn
发　行　者	科学技术文献出版社发行　全国各地新华书店经销
印　刷　者	虎彩印艺股份有限公司
版　　　次	2018 年 4 月第 1 版　2018 年 4 月第 1 次印刷
开　　　本	710×1000　1/16
字　　　数	47千
印　　　张	5.75　彩插4面
书　　　号	ISBN 978-7-5189-3957-2
定　　　价	68.00元

序
Foreword

韩启德

欧洲文艺复兴后，以维萨利发表《人体构造》为标志，现代医学不断发展，特别是从 19 世纪末开始，随着科学技术成果大量应用于医学，现代医学发展日新月异，发生了根本性的变化。

在过去的一个世纪里，我国现代化进程加快，现代医学也急起直追。但由于启程晚，经济社会发展落后，在相当长的时期里，我国的现代医学远远落后于发达国家。记得 20 世纪 50 年代，我虽然生活在上海这个最发达的城市里，但是母亲做子宫切除术还要到全市最高级的医院才能完成；我患猩红热继发严重风湿性心包炎，只在最严重昏迷时用过一点青霉素。20世纪60—70年代，我从上海第一医学院毕业后到陕西农村基层工作，在很多时候还只能靠"一根针，一把草"治病。但是改革开放仅仅30多年，我国现代医学的发展水平已经接近发达国家。可以说，世界上所有先进的诊疗方法，中国的医生都能做，有的还做得更好。更为可喜的是，近年来我国医学界开始取得越来越多的原创性成果，在某些点上已经处于世界领先地位。中国医生已经不再盲从发达国家的疾病诊疗指南，而能根据我们自己的经验和发现，根据我国自己的实际情况制定临床标准和规范。我们越来越有自己的东西了。

要把我们"自己的东西"扩展开来，要获得越来越多"自己的东西"，就必须加强学术交流。我们一直非常重视与国外的学术交流，第一时间掌握国外学术动向，越来越多地参与国际学术会议，有了"自己的东西"也总是要在国外著名刊物去发表。但与此同时，我们更需要重视国内的学术交流，第一时间把自己的创新成果和可贵的经验传播给国内同行，不仅为加强学术互动，促进学术发展，更为学术成果的推广和应用，推动我国医学事业发展。

我国医学发展很不平衡，经济发达地区与落后地区之间差别巨大，先进医疗技术往往只有在大城市、大医院才能开展。在这种情况下，更需要采取有效方式，把现代医学的最新进展以及我国自己的研究成果和先进经验广泛传播开去。

基于以上考虑，科学技术文献出版社精心策划出版《中国医学临床百家》丛书。每本书涵盖一种或一类疾病，由该疾病领域领军专家撰写，重点介绍学术发展历史和最新研究进展，并提供具体临床实践指导。临床疾病上千种，丛书拟以每年百种以上规模持续出版，高时效性地整体展示我国临床研究和实践的最高水平，不能不说是一个重大和艰难的任务。

我浏览了丛书中已经完稿的几本书，感觉都写得很好，既全面阐述有关疾病的基本知识及其来龙去脉，又介绍疾病的最新进展，包括笔者本人及其团队的创新性观点和临床经验，学风严谨，内容深入浅出。相信每一本都保持这样质量的书定会受到医学界的欢迎，成为我国又一项成功的优秀出版工程。

《中国医学临床百家》丛书出版工程的启动，是我国现代医学百年进步的标志，也必将对我国临床医学发展起到积极的推动作用。衷心希望《中国医学临床百家》丛书的出版取得圆满成功！

　　是为序。

作者简介

顾晋，北京大学肿瘤医院主任医师、教授、结直肠肿瘤外科主任、博士生导师，北京大学首钢医院院长，2013—2014年挂职北京市医院管理局副局长。现任中国抗癌协会大肠癌专业委员会主任委员、中华医学会肿瘤学会副主任委员、北京医学会肿瘤专业委员会副主任委员。北京医师协会副会长，北京医师协会肿瘤专业委员会主任委员、京津冀大肠癌医师联盟主席。美国外科学院会员（FACS），法国国家外科科学院外籍院士，美国结直肠外科学会（ASCRS）fellow（FASCRS），亚洲外科学会委员；国际结直肠外科学院会员（ISUCRS）。担任《中华临床医师杂志》总编辑、《中华胃肠外科杂志》副主编、《中华普外科手术学杂志》副主编、《临床肿瘤学杂志》副主编、《中华普通外科杂志》《中华外科杂志》《中国实用外科杂志》《中华消化外科杂志》编委。《英国医学杂志》中文版编委，LANCET 中文版编委，《北美外科杂志》中文版编委。美国 NCCN 指南结直肠癌中国版专家组成员。国家卫生和计划生育委员会《中国结直肠癌诊疗规范》2013 版、2015 版专家组组长，国家卫生和计划生育委员会《抗肿瘤药物临床应用指导原则》专家组组长，中央保健委员会第四届中央保健会诊专家，北京大学医学部普通外科学系副主任，中国农工民主党中央常务委员，农工民主党中央医药工作委员会主任委员、北京大学主委，中华人民共和国第十一届、第十二届人大代表，中华人民共和国监察部特邀监察员。

始终坚持工作在临床第一线，对消化道肿瘤的诊断和治疗积累了丰富的经验。在教学方面培养了多名硕士和博士研究生，先后发表中文核心论文 222 篇；在国际权威杂志 *CANCER，CLINICAL CANCER RESEARCH，DISEASES OF THE COLON & RECTUM* 等发表论文 67 篇（总影响因子 206.618）。曾获国家"863"专项基金、科技部"十一五"支撑计划，国家自然基金、北京大学"985"科研基金项目，北京大学"211"工程基金，北京市科委重大项目子课题基金、卫生部优秀青年科技人才专项科研基金，国家卫生部、国家教委等多项科研基金资助。2008 年获中华医学科技奖三等奖和北京市科技进步三等奖，2009 年获北京大学杨扶清—王阳院士科研教学奖。

前 言
Preface

　　结直肠癌是我国最常见的恶性肿瘤之一，占我国恶性肿瘤发病的第 5 位。近年来，随着科学技术的进步，以及科技信息技术和外科技术的发展，结直肠癌的诊治取得了长足的进步。特别是分子生物学的发展，新的分子靶向药物的出现，已经为结直肠癌的诊断、分子靶向治疗提供广阔的空间，部分分子靶向药物的应用，使许多过去认为晚期的转移性结直肠癌得到了部分或完全缓解，甚至部分患者的生存期得到了显著的延长。我国人口众多，发病人数居世界之首，大量的结直肠癌患者在各级各地的医疗机构接受治疗。应该看到，由于我国社会经济发展的不平衡，各地区医疗水平和医疗条件各异，临床医师对结直肠癌诊治的认知程度也有较大差异，诊疗的结果也受到了该地区经济社会发展水平的限制。2017 年，结直肠癌诊治领域发生了许多重大事件，也出现了许多新的技术和进展。其中，由中华医学会肿瘤学会牵头的国家卫生和计划生育委员会《中国结直肠癌诊疗规范（2017 版）》的修订完成就是我国结直肠癌诊治领域的重要事件。结合规范，认真了解国际国内结直肠癌在 2017 年取得的成绩和进展，将对我国结直肠癌诊治水平的整体提高有着重要的现实意义。

目 录
Contents

转移性结直肠癌的治疗 / 061

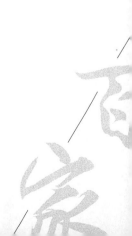

结直肠癌概论

1. 我国结直肠癌发病率近年呈上升趋势

结直肠癌（colorectal cancer，CRC）是最常见的消化道恶性肿瘤之一，在世界范围内，其发病率居所有恶性肿瘤的第3位。其死亡率在男性中排名第2位，女性中排名第3位，死亡人数＞60万/年（图1）。目前，亚洲国家结肠癌发病率呈明显上升趋势。在2012年确诊的全球136万例结直肠癌患者中，中国结直肠癌的新发病例数达到25.3万，占全球结直肠癌新发病例的18.6%。随着居民生活水平的不断提高、饮食习惯的日益西化，以及中国社会人口结构老龄化趋势，国内结直肠癌年发病率正以每年4.71%的速度递增，远超2%的国际水平。

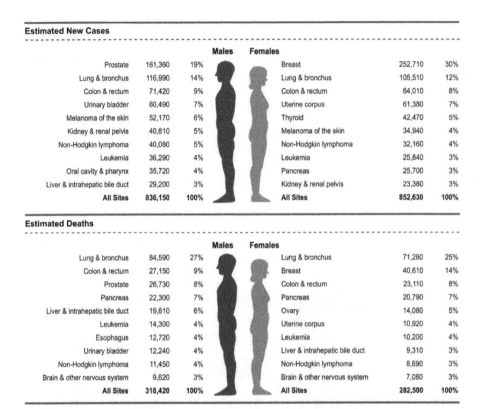

图1 2018年美国十大主要癌症类型预计新发例数和死亡例数

注：引自 Siegel RL，Miller KD，Jemal A.Cancer Statistics，2017.CA Cancer J Clin，2017，67（1）：7-30.

　　结直肠癌作为中国最常见的恶性肿瘤之一，在中国受到广泛的关注。全国肿瘤防治研究办公室、全国肿瘤登记中心、国家癌症中心陈万青等人对2016年全国肿瘤登记中心收集的全国各登记处上报的2013年恶性肿瘤登记资料进行分析，估计我国恶性肿瘤的发病与死亡情况，并撰写了《2013年中国恶性肿瘤发病和死亡分析》。报告显示：中国结直肠癌的发病率居恶性肿瘤发病率的第4位，仅次于肺癌、胃癌和肝癌；死亡率居第5位，在肺癌、肝癌、胃癌和食管癌之后（图2）。男性的发病率和死亡率均高于女性，城市高于农村，从年龄分布来看，发病率和死亡率在35～40岁之后快速增长，在80～85岁以上达到高峰。目前在中国，直肠癌发病人数仍然占结直肠癌的多数，约占肠癌的50%。

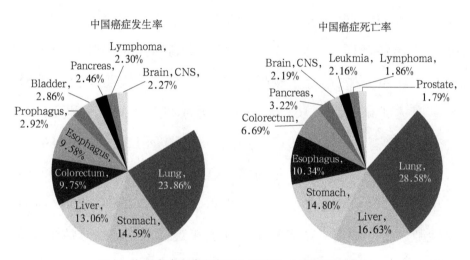

图2 中国癌症发病率和死亡率统计（彩图见彩插1）

注：引自 Chen W, Zheng R, Zeng H, et al.The incidence and mortality of major cancers in China, 2012.Chin J Cancer, 2016, 35（1）：73.

了解结直肠癌流行病学趋势，对于确定合适的筛查人群和制定合理的综合治疗策略具有重要意义。Chen 等分析中国国家癌症登记中心（National Central Cancer Registry of China，NCCR）2009—2013 年数据（总样本量占我国人口6.5%）显示，结直肠癌为男性第5位、女性第4位的常见恶性肿瘤，在男性和女性均是第 5 位的恶性肿瘤死因。结直肠癌发病率（2003 年 12.8/10 万，2011 年 16.8/10 万，2013 年 17.45/10 万）和死亡率（2003 年 5.9/10 万，2011 年 7.8/10 万，2013 年 7.87/10 万）逐年上升，其中以男性为甚（发病率年增长率：男性 2000—2006 年 4.2%，2006—2011 年 1.3%，女性 2000—2006 年 3.2%，2006—2011 年 0.2%；死亡率年增长率：男性 2000—2011 年 1.6%，女性 2000—2011 年 0.5%）。从年龄分布看，发病率在 35 岁之前处于较低水平，35 岁之后快速增长，到 80 ～ 84 岁达到高峰，为 174.70/10 万。死亡率在 40 岁之前处于较低水平，40 岁之后快速增长，到 85 岁以上达到高峰，为 163.28/10 万，男性和女性发病率和死亡率的变化趋势基本相同。2013 年中国结直肠癌死亡发病比为 0.48，表明发病与死亡高峰有 5 年间隔，患者的生存预后较好。国家癌症中心于 2014 年发布了我国以人群为基础的 2003—2005 年的恶性肿瘤生存数据，结果显示，我国年龄标准化后的恶性肿瘤 5 年相对生存率为 30.9%，其中结直肠癌患者的 5 年相对生存率为 47.2%，仍远低于发达国家水平。中国作为全球结直肠癌每年新发病例最多的国家，结直肠癌的发病率与死亡率也逐年上升，且呈年轻化趋势。积极地开展肿瘤防治对策，对降低我国结直肠癌的发病率和死亡率具有重要的意义。

2. 结直肠癌的发生与遗传学息息相关

分子遗传学研究表明结肠癌的致病机制主要是基因组不稳

定，即染色体不稳定（chromosomal instability，CIN）、微卫星不稳定（microsatellite instability，MSI）及表观遗传学改变（epigenetic changes）。CIN 主要表现为染色体结构或数目的异常，涉及大量基因的变异，包括致癌基因的激活（如 *KRAS* 突变）及抑癌基因的失活（如 *p53*、*DCC/SMAD4* 和 *APC* 等），是经典的传统腺瘤－癌变途径。70%～80% 的结直肠癌存在 CIN。

2016 年 6 月 13 日，研究人员在 *Nature Genetics* 杂志上提出了一种新的计算工具——HotSpot3D，可通过蛋白质三维结构来识别突变－突变（mutation–mutation）和突变－药物（mutation–drug）的聚类关系，并找出这些聚类与功能突变、结构域及蛋白之间的对应关系。研究人员通过检测癌症基因图谱中 19 种癌症的 4000 个肿瘤组织，确定了 6000 多种聚类的相互作用，而大多数的相互作用是无法通过常规方法检测到的。研究人员确定了 *TP53*、*PTEN*、*VHL*、*EGFR*，以及 *FBXW7* 基因中的 369 个罕见突变，还确定了 *RUNX1*、*MTOR*、*CA3*、*PI3* 和 *PTPN11* 基因的 99 个中位复发突变，所有聚类都具有潜在的功能影响。如图 3A 所示，与癌症相关性最高的五大蛋白为 TP53、KRAS、BRAF、PIK3CA 和 IDH1，这与预期的结论相同，编码这些蛋白的基因在癌症中的突变率最高。图 3B 所示，蛋白之间集群，与癌症相关程度越大的蛋白之间的亲密性越高。

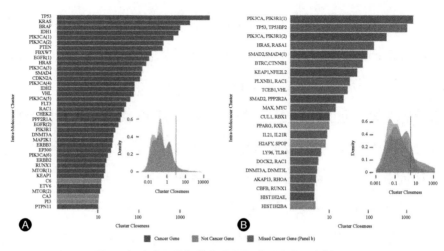

图3 与癌症显著相关的蛋白聚类（彩图见彩插2）

注：引自Niu B, Scott AD, Sengupta S, et al.Protein-structure-guided discovery of functional mutations across 19 cancer types.Nat Genet，2016，48（8）：827-837.

3. 错配修复基因在结直肠癌中意义重大

保罗·莫德里奇及其团队于1993年第一次发现DNA错配修复缺失的人容易患一种常见的遗传性直肠癌，他们还鉴定出了多种参与人体错配修复（mismatch repair，MMR）过程的蛋白。越来越多的研究表明，错配修复系统失控会导致微卫星序列的不稳定性。微卫星不稳定（MSI）是指与正常组织相比，在肿瘤中某一微卫星由于重复单位的插入或缺失而造成的微卫星长度的改变，出现新的微卫星等位基因现象或编码功能蛋白的基因突变，进一步可导致错配修复蛋白表达缺失，从而改变正常细胞功能，引发肿瘤。MSI主要涉及错配修复基因 *MLH1/MSH2* 的突变、启动子甲基化、生长调节相关基因的突变（如Ⅱ型 *TGF-B*、

IGF2R、*PTEN*、*BAX* 等）。MSI 在散发性结肠癌中发生率约为 15%，其中 II 期约为 20%，III 期约为 12%，IV 期约为 4%，分期越早，发生率越高。

肿瘤突变负荷（tumor mutation burden，TMB），通常定义为每个癌症患者外显子测序每百万碱基（MB）的非同义突变数目。文献资料显示 TMB 可能成为肿瘤潜在的生物标志物。美国纪念斯隆－凯特琳癌症中心的 Leonard B.Saltz 等报告的一项研究对 224 例结直肠癌患者通过自定义杂交捕获进行二代测序，肿瘤突变负荷按照除拷贝数及结构重排的非同义突变数目计算，并同时进行免疫组化检测错配修复基因表达水平。研究发现 193 例错配修复基因正常（pMMR）患者突变数 < 20；突变数 ≥ 20 的 31 例患者中，28 例（90%）是错配修复基因缺陷（dMMR）。剩余的 3 例因为维护基因组稳定的基因 *PLOE* 发生 P286R 突变，伴有高负荷突变，导致 3 例 pMMR 突变数均 > 150（图 4）。

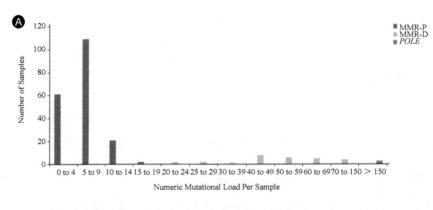

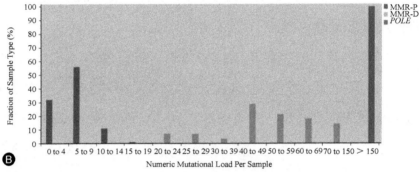

图4 结直肠癌中的肿瘤突变负荷情况（彩图见彩插3）

注：引自 Stadler ZK，Battaglin F，Middha S，et al.Reliable Detection of Mismatch Repair Deficiency in Colorectal Cancers Using Mutational Load in Next-Generation Sequencing Panels.J Clin Oncol，2016，34（18）：2141-2147.

4. 肿瘤干细胞在结直肠癌发病中的关键作用

结直肠癌的发生发展与肿瘤干细胞密切相关。干细胞特征对结直肠癌患者具有高度预后提示作用，揭示干细胞驱动肿瘤进展的机制有助于对此过程进行干预，改善结直肠癌的治疗。第一次分离人类结直肠癌干细胞基于 CD133 表达，并在小鼠体内诱导肿瘤形成而确证。随后的研究证明表达 LGR5、BMI 或 CD133

的肠道干细胞特异性活化 β-catenin 途径导致腺瘤发生，这表明肠道干细胞是结直肠癌最常见的起源细胞。寻找结直肠癌干细胞特异性标志物的工作从未停歇，目前已研究报道的结直肠癌干细胞的标志包括 EphB2high、ALDH+、LGR5+、EpCAMhigh/CD44+/CD166+ 和 CD44v6+。最近提出 DCLK1 激酶的表达可以作为干细胞特异性标志物。除表型标志，鉴定癌症干细胞可以通过转录因子和干细胞或功能特征实现。结直肠癌干细胞存在过度活化 β-catenin 途径，该途径活化在体内产生一系列肿瘤。另一个干细胞功能特征是自我更新，此过程依赖转录调节因子 ID1 和 ID3。最近认为转录调节因子 BMI1 也是结直肠癌干细胞自我更新中的重要角色，该转录因子的抑制功能使干细胞肿瘤生长特征削弱或缺失。

有关结直肠癌干细胞功能的重要信息通过分子追踪研究获得，这种方法能监控在体内环境下干细胞的行为，能够明确干细胞功能特征。该类研究能够证实肿瘤干细胞在维持肿瘤和肿瘤转移中发挥了不同的作用，2016 年 8 月 25 日发表在 Cell 上一个大型的、系统性的研究阐述了关于癌症是内因还是外因的争论，该研究证实了干细胞在小鼠不同器官的癌症起源中的重要贡献。本文的研究者以 PROM1 为标志物来追踪小鼠整个生命中不同器官的细胞活性，鉴定出器官中的活性干细胞，为了排除致癌物等外因，研究者将 DNA 突变导入细胞中，经过持续超过七年的跟踪观察，由 St.Jude 的 Arzu Onar-Thomas 博士对结果进行综合统计建模，最终证明了只有干细胞活性的细胞发生 DNA 突变后会产生癌症。提出癌症的起源是包括 DNA 突变、干细胞功能和组织损伤的一场"完美风暴"（图 5）。

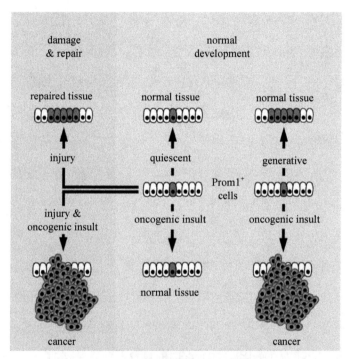

图 5　结直肠癌干细胞与癌症起源

注：引自 Zhu L，Finkelstein D，Gao C，et al.Multi-organ Mapping of Cancer Risk.Cell，2016，166（5）：1132-1146.

2017 年 5 月 18 日，郑晓峰研究组的研究成果发表在杂志 *Nature Communications* 上，该研究首次发现腺苷酸激酶 hCINAP 能通过提高细胞的糖酵解水平来促进结直肠癌干细胞的干性维持和迁移能力（图 6）。hCINAP 在结直肠癌中有明显高表达，

hCINAP 的异常高表达能通过增强 LDHA 的磷酸化和活性来促进结直肠癌干细胞的有氧糖酵解，进而促进表皮间充质转换、迁移、侵袭、重新成瘤、自我更新，以及对化疗药物的不敏感性。hCINAP 的敲低能抑制细胞有氧糖酵解，促进线粒体呼吸和活性氧的产生，进而促进结直肠癌干细胞的凋亡。该研究还发现，由葡萄糖水平低等代谢压力引起的细胞 ATP 水平的降低，会抑制 LDHA 的磷酸化并促进 hCINAP 和 LDHA 的相互作用。这些结果证明 hCINAP 是一个具有促癌特性的腺苷酸激酶，结直肠癌干细胞的代谢过程被 hCINAP 严格调控。在未来的研究中，利用 hCINAP 的小分子抑制剂或单克隆抗体来杀灭结直肠癌细胞，具有潜在的临床价值。

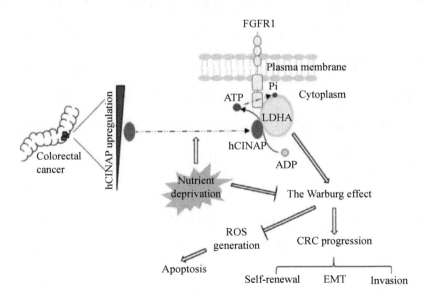

图 6　腺苷酸激酶 hCINAP 促进结直肠癌干细胞中的 Warburg 效应（彩图见彩插 4）

注：引自 Ji Y，Yang C，Tang Z，et al.Adenylate kinase hCINAP determines self-renewal of colorectal cancer stem cells by facilitating LDHA phosphorylation. Nat Commun，2017，8：15308.

5. 遗传性结直肠癌越来越受到关注

随着临床肿瘤研究的不断深入和人们健康意识的不断加强，遗传性肿瘤越来越受到关注。不同于散发肿瘤呈现出的老年化和单一性，遗传性肿瘤更多表现出年轻、多发的临床特征，尤其是致病原因可在直系血缘家族中传播扩散，对家族多个成员造成严重的健康危害。研究发现，遗传因素在结直肠癌中起着重要作用。在结直肠癌患者家族成员中，结直肠癌的发病率比一般人群高 3 ~ 4 倍，说明结直肠癌家族史是结直肠癌的高危因素。结直肠癌是一种遗传特征很强的恶性肿瘤，研究统计在全球所有结直肠癌病例中，10% ~ 30% 的结直肠癌患者具有家族聚集现象，且 5% ~ 6% 的遗传性结直肠癌发病与研究较为明确的 Lynch 综合征或家族性腺瘤息肉病（FAP）等遗传综合征直接相关。遗传性结直肠癌综合征的诊断，可帮助医务人员及时进行筛查及采取干预措施，降低患者及其家属患结直肠癌的风险，实现早诊早治。

在遗传性结直肠癌中根据胃肠道内有无多发息肉可大致分为两类。第一类是以结直肠广泛分布息肉为特征，如家族性腺瘤样息肉病（familial adenomatous polyposis，FAP）等；第二类主要是遗传性非息肉病性结直肠癌（hereditary nonpolyposis colorectal cancer，HNPCC），HNPCC 是遗传性结直肠癌最常见的综合征，占所有结直肠癌的 2% ~ 3%，结直肠内没有或存在少量息肉性病变，其临床特征表现为早发结直肠癌伴随多种肠内外肿瘤病变。Lynch 综合征为该类病症的典型临床代表，同时存在大量类似 Lynch 临床表征但缺乏明确遗传学特征的结直肠癌家系。

（1）Lynch 综合征

Lynch 综合征（Lynch syndrome，LS）是遗传性结直肠癌中最常见的一类常染色体显性遗传病，指 DNA 错配修复蛋白胚系突变的携带者。DNA 错配修复蛋白其主要功能是帮助修复 DNA 聚合酶在 DNA 复制过程中产生的核苷酸配对错误。因此，如果 MMR 当中任何一个基因出现缺陷时，就会导致 MSI，从而导致细胞每次分裂时基因组 DNA 的自发突变率明显提高。目前已经明确的致病基因包括错配修复基因家族成员：*MLH1*、*MSH2*（包含因 *EPCAM* 缺失所致 *MSH2* 过度甲基化）、*MSH6*、*PMS2* 等。也有报道称 *MLH3*、*PMS1* 和 *EXO1* 突变也和 LS 相关。其中 *MLH1* 和 *MSH2* 基因胚系突变为最常见的致病机理，占所有 Lynch 综合征基因变异的 90%。这部分人群不但结直肠癌的发病率高，子宫内膜癌、卵巢癌、泌尿系统肿瘤，以及其他消化道肿瘤的发病率都明显上升。该病属于常染色体显性遗传，但由于外显率不全、发病年龄、进行筛查和预防性手术等原因，并不是所有的 LS 相关基因突变携带者的父母都患有肿瘤。90% 以上 LS 的结直肠癌表现出微卫星不稳定，由于 LS 强烈的遗传背景可使其家族成员处在罹患某些相关疾病的高风险状态。有研究表明，MMR 基因种系突变的健康携带者一生中罹患结直肠癌的概率为 70%～80%，且突变携带者发生肿瘤的年龄多为 20～30 岁，远早于散发人群罹患结直肠癌的平均年龄。

（2）家族性腺瘤性息肉病（FAP）

家族性腺瘤性息肉病（FAP）是在家族性腺瘤息肉病的基础上发生的一种临床常见的遗传性结直肠癌综合征，大约 1% 的结直肠癌发病与之相关。FAP 为常染色体显性遗传性疾病，其遗传学特征为结肠腺瘤息肉基因（*APC* 基因）的胚系突变致病，且存在明显的基因 – 表型相关性，*APC* 是抑癌基因，在 wnt 信号通路中起负性调控作用，与细胞迁移、黏附、转录激活及细胞凋亡相关。*APC* 基因突变会导致截断蛋白产物的产生，促进肿瘤的发生和发展。其最显著的临床特征在于患者结直肠内会有成百上千的息肉形成，且在青少年时即会出现息肉，息肉数目越多，检测到 *APC* 基因异常的概率越高；不同的 FAP 患者可能在 *APC* 基因的不同位置出现异常，同时 FAP 常常有结肠外表现，如胃十二指肠息肉、先天性视网膜色素上皮肥厚、多生牙、骨瘤等，其中伴发硬纤维瘤的 FAP 又称 Gardner 综合征，伴发中枢神经系统肿瘤的 FAP 又称 Turcot 综合征。FAP 的临床恶性程度极高，若不治疗，几乎所有经典型 FAP 患者在 40 ～ 50 岁都会发展为结直肠癌。

（3）其他综合征

其他综合征包括：①家族性结直肠癌 X 型：是指两代人中有 3 位亲属罹患结直肠癌，其中有 1 位在 50 岁以前被诊断，但是又没有检测到错配修复基因变异或没有发生错配修复基因突变引发的肿瘤。② *MUTYH* 相关息肉病（MAP）：是常染色体隐性遗传病，以结直肠多发息肉为特点。主要由 *MUTYH* 基因的致病突变引起。临床表现与 FAP 及 AFAP 类似，肠道内息肉多＜ 100枚。但平均发病年龄接近中年，为 50 岁左右。③幼年性息肉病（JPS）：一种以胃肠道多发幼年性息肉为特征的常染色体显性遗传疾病，平均发病年龄＜ 20 岁，大部分患者携带有 *SMAD* 和 *BMPR1A* 基因变异。④黑斑息肉综合征（P-J 综合征）：又称口周色素沉着 - 肠道息肉综合征，常在儿童及青少年期发病，临床主要表型为皮肤黏膜色素沉着和消化道多发息肉，可引起消化道出血、腹痛和贫血，严重者可发生急性肠梗阻和穿孔。其致病原因为 *STK11* 和 *FHIT* 基因变异。

对于无论是遗传性胃癌还是遗传性非息肉病性结直肠癌，都存在一个共性的问题：约有一半甚至更多符合临床诊断的患者或家系无法找到明确的分子致病机制。由于二代测序技术可以同时进行上百万个 DNA 片段的测序，因此，测序时间和测序成本都大大减少，这些优势为解决上述问题提供了可能。此外，一些新的与遗传性结直肠癌相关的基因也通过二代测序被发现。虽然二代测序拥有高通量、高灵敏度、自动化程度高等突出优势，但是与一代测序相比，相应的错误累积及数据解读都是需要解决的问题。

6. 肠道菌群与结直肠癌的发生密切相关

肠道微生态与肠癌的关系受到越来越多的关注，最近有系列研究表明，肠道微生物在肿瘤特别是结直肠癌发生发展过程中具有重要功能。如果肠道菌群失调，致病菌增多，肠道黏膜遭到破坏,诱导产生氧化应激,产生 DNA 损伤,就容易引起炎症及肿瘤的发生(图 7)。肠道菌群的组成和功能的改变,使致病菌更易在肠腔定植,易引起结直肠癌。常见的肠道致病菌在很多文献中都可以看到,如具核梭杆菌、核粒梭菌、产乙醛菌等。

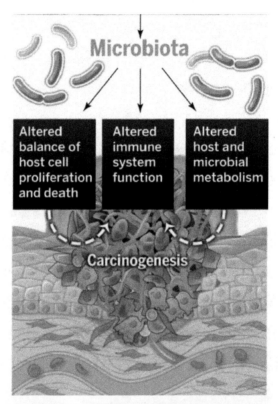

图 7 肠道微生物对肿瘤发生发展的影响(彩图见彩插 5)
注:引自:Garrett W S.Cancer and the microbiota. Science,2015,348(6230):80.

现在研究最多的是具核梭杆菌,在一项研究中,针对 1069 例肠癌患者蜡块标本进行具核梭杆菌 DNA 检测,并分析生存相关因素。结果发现,没有具核梭杆菌的患者生存状况最好,高表达的患者生存最差。表明人结直肠癌中，核梭杆菌的含量与存活率呈负相关。此外，近期还有两项研究表明，在结直肠癌发生过程中，随着正常组织向肿瘤组织转化的过程中核梭杆菌的丰度有显著地上升。另一项研究显示，与正常患者相比，腺瘤患者粪便具核梭杆菌稍高，但癌症患者明显增高。研究中采用了 3 种小鼠，APC 小鼠肯定是发展到肠癌，Ⅱ-10 和 Tbet Rag2 是肠炎小鼠模型。在肠炎模型中加不加菌都有免疫反应，在 APC 中加入链球菌，患癌情况与空白对照相同，但加入梭杆菌后患癌明显增加。其他致病菌如产乙醛菌、硫酸盐还原菌，7α-脱氢酶菌等。梭菌目的 7α-脱氢酶菌可以产生次级胆汁酸，次级胆汁酸可以激活 NF-Kb 和 Wnt 信号通路，促进结直肠癌的发生。Rubinstein 等证实，核粒梭菌通过它独特的 FadA adheisn 改变了 E-cadherin/β catenin 信号通路，从而促进了结直肠癌癌细胞的生长。Kostic 等报道了核粒梭菌促进了 Apcmin/+ 鼠的结直肠癌的产生。这些研究结果证明了核粒梭菌是结直肠癌的驱动因素之一。

　　来自香港中文大学的于君教授及其团队将结直肠癌患者的粪便微生物移植给了有癌症发生条件的小鼠，发现肠道菌群推动、促进了小鼠肿瘤的出现。研究发表在消化领域顶级期刊 *Gastroenterology* 上，研究人员首先用氧化偶氮甲烷（AOM）和抗生素处理了小鼠，AOM 是研究中最常用的一种诱导结直肠肿瘤发生的"致癌物"，诱导出的小鼠与人散发性结直肠癌的发病过程、分子和组织特点都很相似。研究者分别将 5 个结直肠癌患者和 5 个健康人的粪便样本移植给 33 只无菌小鼠，分别设为三组：空白对照组（NC-A）小鼠 10 只、移植健康人粪便小鼠（HC-A）12 只、移植结直肠癌患者粪便（CRC-A）小鼠 11 只，在 11 只移植了结直肠癌患者粪便的小鼠中有 7 只发生了结肠息肉，而移植了健康人粪便的只有 2 只，结直肠癌组息肉的数量明显更多（图 8）。息肉的出现是 AOM 诱导的小鼠发生结直肠癌的一个关键的"癌前特征"。此外，研究人员对移植了粪便的小鼠们进行了测序，发现移植了结直肠癌患者粪便小鼠肠道中的微生物丰度相比移植健康人的明显下降，脆弱拟杆菌的数量逐渐增加，脆弱拟杆菌可以产生细菌毒素，激活多条与癌症发生有关的信号通路。

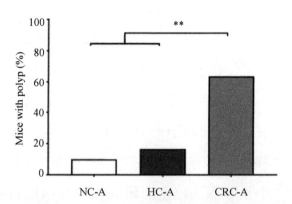

图 8　不移植的空白对照组（NC-A）、移植健康人粪便（HC-A）和移植结直肠癌患者粪便（CRC-A）的小鼠在第 9 周出现息肉的比例

注：引自 Wong SH, Zhao L, Zhang X, et al.Gavage of Fecal Samples From Patients With Colorectal Cancer Promotes Intestinal Carcinogenesis in Germ-Free and Conventional Mice.Gastroenterology, 2017, 153（6）：1621-1633.

研究人员进一步探讨了粪便菌群促进小鼠肿瘤发生背后的

机制，对移植了粪便的 AOM 小鼠和无菌小鼠相关基因的表达情况进行了分析，发现有 37 个与肿瘤发生有关通路的关键基因表达增加了 2 倍多，这些基因分别调控着细胞增殖、凋亡、肿瘤干细胞的干细胞特性，以及血管生成和癌细胞的侵袭转移能力。与炎症反应有关的 33 个基因的表达增加了 2 倍多，它们中大多数都是编码细胞因子及其受体的基因，其中包括辅助性 T 细胞 Th17、Th1 释放的一些促炎因子。移植了结直肠癌患者粪便的无菌小鼠肠道内 Th17 和 Th1 的水平分别约是移植健康人粪便的 7 倍和 5 倍（图 9）。这些结果都说明，结直肠癌患者粪便中存在的微生物群可以影响多个促炎因子和肿瘤形成相关基因的表达，这可能就是移植了他们粪便的小鼠更快出现结直肠癌的原因所在。

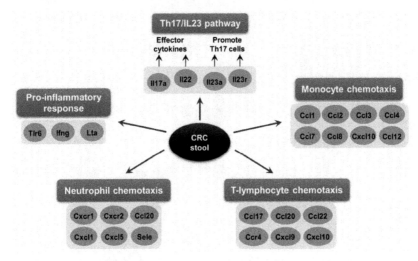

图 9　结直肠癌患者粪便移植导致增加的细胞因子（彩图见彩插 6）

注：引自 Wong SH，Zhao L，Zhang X，et al.Gavage of Fecal Samples From Patients With Colorectal Cancer Promotes Intestinal Carcinogenesis in Germ-Free and Conventional Mice.Gastroenterology，2017，153（6）：1621-1633.

这项研究提供了结直肠癌患者肠道微生物可促进癌症发展的直接证据，为肠道微生物引起结直肠癌提供了又一个有力证据，这些研究将为结直肠癌的治疗提供新的可能和途径。

7. 结直肠癌表观遗传学改变值得关注

与正常结直肠组织相比，结直肠癌组织中存在大量的 5- 甲基胞嘧啶的缺失，已证实基因启动子区发生的异常甲基化参与调控细胞凋亡、肿瘤转移及侵袭、细胞周期调控、信号转导通路和耐药基因等，从而导致结直肠癌的发生。表观遗传学改变是指基因序列不发生变化，基因表达发生了可遗传的变化，涉及 DNA 甲基化、组蛋白修饰、基因印记、microRNA 等。研究显示启动子区域 CpG 岛甲基化（CpG island methylator phenotype，CIMP）在结肠癌的发生、发展过程中发挥重要作用，尤其是在肿瘤早期阶段，发生率为 15% ～ 20%。

基因组的调控可以通过直接改变核苷酸序列或者表观遗传修饰实现，后者包括组蛋白和 DNA 的化学修饰、核小体改造和非编码 RNAs。转录、DNA 修复和复制中的表观遗传修饰在肿瘤发生过程中起着关键作用。科学家们在肿瘤中已经发现了许多突变的表观遗传调节因子，并对此产生了巨大的兴趣。Peter Jones 说，在人类癌症中最常突变的许多基因是表观遗传修饰，它们清楚地将癌症的遗传学和表观遗传过程联系起来。在没有检测到突变的情况下，一些儿童肿瘤似乎有甲基化的改变。这些表观遗传学误调节直接参与了肿瘤的发生。

*Septin*9 基因甲基化是结直肠癌早期发生发展过程中的特异性分子标志物，*Septin*9 基因位于常染色体 17q25.3，作为高度保守的 GTP 结合蛋白广泛存在于人类细胞，有研究者通过对比正常结肠上皮与结直肠癌组织样本的相关候选生物标志物，发现超过 90% 的结直肠癌组织存在 *Septin*9 基因的异常甲基化。此外，还有研究表明，*Septin*9 甲基化还可预测患者的预后和术后复发。寻找外周血结直肠癌特异性分子标志物对提高受检者筛查依从性有重要意义。研究结果显示 *Septin*9 基因甲基化在结直肠癌及部分癌前病变患者外周血中有较高的检出率。血浆 *Septin*9 DNA 甲基化检测已经过国内外多中心临床试验验证，第二代 *Septin*9 DNA 甲基化检测方法检出结直肠癌敏感度高于第一代技术（79.3%～95.6%），特异度为 84.8%～99.0%。我国一项大规模临床试验发现其诊断结直肠癌的敏感度和特异度分别为 74.8% 和 87.4%，均高于同期进行的 iFOBT 检测。目前，*Septin*9 甲基化作为唯一血检项目已入选美国预防医学工作组（USPSTF）肠癌筛查指南。在我国，*Septin*9 DNA 甲基化检测已获得国家食品药品监督管理总局（CFDA）的批准，可用于结直肠癌早期诊断的临床检测。

8. 结直肠癌日趋年轻化

近年来，随着人民生活水平的提高及饮食习惯高脂肪、高蛋白、高热量等西方化的改变，直肠癌发病率和病死率在我国呈现逐年升高的趋势。而且，我国直肠癌的发生率高于结肠癌，并具有低位直肠癌所占比重较高、青年人发病人数多等特点，具体表现为：①直肠癌发病比例高于结肠癌，为（1.5～2.5）∶1。②低位直肠癌在直肠癌中所占比例较高，约为 70%，大多数可以通过直肠指诊触及。③青年人（年龄＜30）岁发病比例较高，约占 15%。2017 年 2 月发表在 *JOURNAL OF THE NATIONAL CANCER INSTITUTE*（*JNCI*）杂志上的一篇文章指出自 20 世纪 80 年代中期以来，20～39 岁的成年人，结肠癌发病率每年上升 1.0%～2.4%，20 世纪 90 年代中期以来，40～54 岁的成年人发病率上升了 0.5%～1.3%，直肠癌的发病率越来越高，增长速度越来越快。研究显示，1990 年以后出生的人患结肠癌的风险高于 1950 年出生人的 2 倍，并且患早期直肠癌的风险增加了 4 倍。自 1974 年以来，55 岁以下的直肠癌确诊数翻了一番，从 14.6% 增加到 29.2%，其中儿童和 20～30 岁年轻人结直肠癌发病率明显增高。Zaid M.Abdelsattar 等将 1988 年 1 月至 2011 年 12 月的 258 024 例结直肠癌患者 [20～79 岁，其中，14.7% 的患者为年轻患者（中位年龄约 42.5 岁）] 分为 50 岁以上年龄组及 50 岁以下年龄组，进行监测、流行病学调查及研究。研究方向与 50 岁以上年龄组的患者相比，50 岁以下年龄组的患者更易发生远处转移；且在有远处转移的患者中，曾行原发灶肿瘤切除术的 50 岁以下年龄组患者为 70.8%，而 50 岁以上年龄组患者行原发灶肿瘤切除术 66.6%。而不论在结直肠癌的哪个阶段，50 岁以下年龄组愿意接受放疗的患者都较 50 岁以上年龄组多。

近年来，50 岁以下的年轻人中结直肠癌的发病率正呈现出上升的趋势。年轻的肠癌患者进行基因检测的比例明显低于相同年龄的早发乳腺癌患者。引起肠癌最主要的原因是林奇综合征，主要病因为 *MLH1*、*MSH2*、*MSH6* 和 *PMS2*，或 *EPCAM* 等体细胞突变，基因微卫星不稳定缺陷。大约有 4.0% ～ 13.5% 的早发肿瘤患者为林奇综合征。一项新的研究发现，所有 < 50 岁的肠癌患者都应行多基因检测。在这项研究中，研究者利用多基因组合检测与遗传性肿瘤综合征相关的 25 个体细胞突变基因的突变频率。发现在这 450 例病例中，患者被诊断为肠癌的平均年龄为 42.5 岁，约 1/5（占总病例数的 19.2%）病例报告了其至少有 1 名一级亲属中有罹患肠癌，以及有其他肿瘤的家族史（包括子宫内膜癌、乳腺癌、乳巢癌和前列腺癌）。48 例患者（占总病例数的 10.7%）为 MMR 缺陷型（MSI- 高或者没有蛋白质的肿瘤）。多基因检测发现有 72 例患者（占总病例数的 16%）存在 75 个致病基因或基因突变，仅仅有 36 例患者（占总病例数的 8%）属于林奇综合征，其中有 2 例患者（占总病例数的 0.4%）属于林奇综合征合并其他遗传性肿瘤综合征。相比于没有基因突变家族史的患者，有肠癌（45.8% vs. 14%；$P < 0.001$）和子宫内膜癌（11.1% vs. 2.9%；$P=0.005$）家族史的患者更可能出现致病基因突变。相比于其他遗传性肿瘤综合征的患者，林奇综合征的患者被诊断为

分期更早（51.4% *vs.* 25.7%；P=0.047）。这项研究的作者认为，由于遗传性肿瘤的高发，所有的早发肠癌患者建议接受遗传咨询和多基因检测。因此，美国国家癌症综合网（NCCN）指南建议所有＜50岁的肠癌患者做林奇综合征相关的基因检测。

在我国多数结直肠癌确诊时已处于中晚期，疗效不佳，故结直肠癌的早期发现和尽早预防至关重要。《中国结直肠癌预防共识意见（2016年）》指出 *MLH1*、*MSH2*、*EPCAM* 突变携带者具有更高的患结直肠癌风险，推荐20～25岁开始进行结肠镜随访。若家系中最早的发病年龄＜25岁，则应先于该年龄的2～5年开始进行随访，每1～2年复查。*MSH6* 或 *PMS2* 突变携带者结直肠癌监测方案，推荐25～30岁开始进行结肠镜随访。若家系中最早的发病年龄＜30岁，则先于该年龄的2～5年开始，每1～2年复查。经基因检测未发现突变的家系成员则按一般风险人群进行随访。

9. 阿司匹林可以作为结直肠癌的二级预防措施

阿司匹林不仅可以作为一级预防减少健康人群中结直肠癌的发生率，而且同时也可以作为二级预防减少结直肠癌根治性切除术后的肿瘤复发。2012年的新英格兰医学杂志上发表了一篇关于评估阿司匹林对结直肠癌二级预防意义的研究，该项研究是由来自哈佛大学麻省总院的 Andrew CHAN 研究小组所主导，他们的报道发现阿司匹林之所以能够预防结肠癌手术后的复发，其主

要机制可能与 *PIK3CA* 基因的突变有关联。随后在 2015 年的欧洲癌症大会上，来自荷兰研究小组的一项最新研究结果也显示在明确癌症诊断后，与未服用阿司匹林组相比，定期服用阿司匹林治疗组能非常显著地提高整个消化道系统癌症的生存预后，包括结直肠癌、胃癌、食管癌和肝胆系统癌等，且服用阿司匹林组与未服用组两组患者的 5 年总生存率依次是 75% 和 42%，因此，常规服用阿司匹林组患者的生存率得到了很大幅度的提升；并且在所有种类的消化道肿瘤分组中，结直肠癌患者从阿司匹林的二级预防治疗中所获得的临床预后改善获益最大。最近，麻省总医院（MGH）的 CHAN 研究团队再次发文确定了阿司匹林在结直肠癌一级预防中的价值。他们将美国两个最大型前瞻性队列研究 [包括护士健康研究队列（NHS，1980—2010）和卫生职业随访研究（HPFS，1986—2012）] 进行了进一步分析，研究一共纳入 135 965 位参与者，其中 88 084 位女性，47 881 位男性。本来是前瞻性观察入组时均为未患癌的健康人群中阿司匹林在心血管疾病（CVD）中的预防作用，现在分析这部分人的后续癌症发生率。一共随访 32 年，结果在全组人群中一共有 20 414 位女性和 7571 位男性发生癌症。定期服用阿司匹林（每周至少 0.5g ～ 1.5g 阿司匹林标准片）与未定期服用者相比，总体癌症风险降低 3%，其中结直肠癌风险降低最显著，达 19%。该研究还发现阿司匹林对其他胃肠道癌症也有预防作用，但并未降低其他常见癌症风险，如乳腺癌、前列腺癌及肺癌。该研究提示长期规律服用阿司匹林能显著减少结直肠癌的患癌风险，让患者得到与筛查互补的获益。2017 年的 NCCN 结直肠癌指南强调指出随着目前越来越多的研究数据呈现，推荐结直肠癌手术后长期服用低剂量的阿司匹林作为重要的二级预防治疗策略。

2017 年 8 月 20 日发表在 *Journal of Clinical Oncology* 上的一篇文章，探讨结直肠癌患者中阿司匹林和其他非甾体抗炎药的使用时机及其与肿瘤标志物和生存的关系。进一步证明了定期服用阿司匹林的结直肠癌患者，其生存可见明显改善，与未服用药物的患者相比，使用阿司匹林治疗者的总生存率（OS）更佳（*HR*=0.75；95%*CI*：0.59 ～ 0.95），同时结直肠癌特异生存更佳（*HR*=0.44；95%*CI*：0.25 ～ 0.71），文章中深入研究了结直肠癌患者应用阿司匹林和其他非甾体抗炎药（NSAIDs）的时机和最大获益亚群，证明诊断后 NSAIDs 的使用及其 OS 与 *KRAS* 突变状态明显相关（*P*=0.01）。只有 *KRAS* 野生型的患者 OS 有改善（*HR*=0.60；95%*CI*：0.46 ～ 0.80），在 *KRAS* 突变型的患者中 OS 并没有改善（*HR*=1.24；95%*CI*：0.78 ～ 1.96）。

10. 结直肠癌存在高度异质性

结直肠癌是一个高度异质性的肿瘤，不同肿瘤中多个肿瘤细胞克隆，携带不同遗传学突变；其发病由一系列多种遗传事件和表观遗传学事件组合所造成，因此，试图通过某一个基因及其蛋白表达来解释肿瘤细胞的侵袭及转移现象是不现实的，肿瘤的发生发展依赖于一个复杂的网络系统，在过去的几十年中，癌症研究已经形成了一个庞大的知识体系，揭示了癌症起始和进展过程中日益增长的复杂性和参与其中的无数分子。Robert Weinberg 曾在 2000 年的一篇综述中揭示，癌症发生可以归纳为一些基础性的原则：逃避细胞死亡、充分自我生长的能力、对抗生长信号的不灵敏性、组织侵袭和转移、无限制分裂潜能和血管新生。后来的研究在这个基础上补充了异常的细胞新陈代谢和逃避免疫系统。

结直肠癌的发展过程已经确定涉及多种不同的组织病理学途径。传统的腺瘤 – 腺癌途径被认为只占结直肠癌的 50% ～ 60%，其他途径，如以多发 *BRAF* 突变的锯齿状癌变途径，以及与 *TP53* 突变相关的结肠炎途径。了解结直肠癌的各种发展轨迹至关重要，因为不同途径直接影响疾病的临床进展。例如，锯齿状癌变途径的结直肠癌与腺瘤 – 腺癌途径的结直肠癌相比，对治疗的反应不佳。此外，还有通过微卫星不稳定（MSI）/CpG 岛 – 甲基化表型（CIMP）路线发展的肿瘤，这些肿瘤通常位于右侧结肠中，并且在肿瘤转移之前具有较好的预后。

遗传性变异是肿瘤异质性的基础，但癌症的临床表现和潜在的肿瘤生物学特征是由很多其他的肿瘤特征造成的。如表观遗传差异、基质组分及其与免疫应答的关系等，这些差异均集中在肿瘤转录过程中。市面上已有一些成型的商用检测方案应用于转录组分析，如基于 RT-PCR 法的 Oncotype DX 12-gene（Genomic Health，USA）和基于芯片方法的 ColoPrint 18-gene（Agendia

Inc., USA)。尽管这些基因表达的检测方法可用于筛选高复发风险的患者，但对疗效预测方面的价值还需要进一步研究。目前，基于转录组分级可将结直肠癌分为四个分子亚型：CMS1、CMS2、CMS3 和 CMS4（表 1）。结直肠癌的全基因组研究显示，肿瘤中的基因突变数量非常高，每个肿瘤平均有 75 个突变。在肿瘤之间检测到的异质性非常显著，即使是在疾病的发展中具有关键作用的"驱动基因"，在两个原位结直肠癌之间也很少存在相同的突变。这说明结直肠癌在遗传学角度上高度异质，也表明针对特定分子异常的治疗可能仅在很小一部分患者中有效。

表 1　结直肠癌共识分子亚型分型

tumour subtype	CMA1 MSI/immune	CMA2 canonical	CMA3 metabolic	CMA4 mesenchymal
Proportion*	～ 15%	～ 40%	～ 10%	～ 25%
Genomic features	Hypermutated	SCNA high	Mixed MSI	SCNA high
Genetic drivers	*BRAF*	*APC*	*KRAS*	Unknown
Associated precursors	Serrated	Tubular	Unknown	Serrated
Gene-expression signature	Immune	Wnt/MYC activiy	Metabolic deregulation	·TGF β /EMT ·High stromal content
Prognosis	Intermediate	Good	Intermediate	Poor

注：*：将近 10% 的病例不能完全可靠地划分为 CMS 1 ～ 4 四类中的任何一类。引自：Punt CJ, Koopman M, Vermeulen L, et al.From tumour heterogeneity to advances in precision treatment of colorectal cancer.Nat Rev ClinOncol, 2017, 14 (4)：235-246.

　　肿瘤内异质性的概念是在过去十年中才逐渐被认可的。肿瘤内异质性是与癌症进展相关的进化过程的结果，在肿瘤发生过程中，共存的克隆数目随着时间的推移而变化，其中包括突变率和选择性压力等因素。而这些克隆具有不同的功能特性，例如，能够形成转移或对特定疗法具有响应。研究发现 *KRAS* 和 *NRAS* 突变存在于绝大多数的肿瘤细胞中，而 *BRAF* 和 *PIK3CA* 突变通常仅存在于一小部分癌细胞中。*KRAS* 突变细胞所占比例与西妥昔单抗疗效之间没有直接的关系。数据表明，只有少数携带 *KRAS* 突变的癌细胞的肿瘤对抗 *EGFR* 药物出现耐药。*KRAS* 突变亚克隆的存在与抗 *EGFR* 药物的反应降低有关，携带这些突变的细胞与抗 *EGFR* 治疗后复发相关，这一发现已在抗 *EGFR* 治疗后复发的结直肠癌患者中得到证实。肿瘤内异质性为精准治疗带来了巨大的挑战，因为如果需要预测疗效，不仅需要确定肿瘤中是否存在特异性突变，还要确定其突变频率。

　　不同个体之间的结直肠癌、不同发病部位的结直肠癌、不同病理分期的结直肠癌对应的预后及治疗转归都存在差异。了解结直肠癌的异质性并进行准确的分型（病理分型、分子分型），对结直肠癌的诊疗决策至关重要。

结直肠癌的诊断技术与应用

11. 病理学诊断中的高级别上皮内瘤变不能轻易放过

结直肠癌的病理类型通常为腺癌。结直肠癌的术前定性诊断主要依靠病理学检查。在临床上，经常会遇到病理学诊断为高级别上皮内瘤变的患者。高级别上皮内瘤变包括以往概念中的重度不典型增生和黏膜内癌。直肠癌患者在接受结肠镜检查时，活检取到的肿瘤组织往往较浅。有时取到的组织只有黏膜层，对病理诊断造成困难。病理科医师看到黏膜内的癌组织后并不能判断肿瘤浸润的深度，因此，只能暂时诊断为高级别上皮内瘤变，但这并不能反映肿瘤的真实情况。在遇到这样的情况时，可建议患者再次取材以获得足够深的肿瘤组织样本，但也可能再次出现不能明确诊断的情况。这样的情况给明确诊断带来困难，给临床医师制定治疗方案造成困扰，也使患者遭受了痛苦。

因此，直肠癌的病理诊断不只需要病理切片的诊断，同时需要肿瘤的其他信息。临床医师需要为病理科医师提供诸如指诊情况、内镜检查和影像学等方面的判断。通过这些相应信息的综合诊断，使得病理诊断更明确，也减少不必要的重复检查。

12. 结直肠癌的诊断

（1）盆腔 MRI 对直肠癌分期诊断非常必要

直肠癌局部分期诊断的影像学手段包括 CT、MRI 和直肠癌内超声（ERUS）。CT 扫描能够通过多平面重建提供更准确的解剖结构，但是图像分辨率低于 ERUS。ERUS 最适合显示肠壁不同层次结构，但是探测距离有限。因此，CT 可用于观察距离肠壁较远的淋巴结转移，而 ERUS 适合早期直肠癌的分期。但前两者的图像分辨率均低于 MRI。MRI 能明确地显示肿瘤组织的浸润，直肠系膜和盆腔内淋巴结及直肠系膜筋膜。肿瘤与直肠系膜筋膜的距离即术中环周切缘位置是术前评估最重要的参数之一，决定局部复发率和生存期。干净的切缘、无肠壁外静脉浸润、T_2 或 $T_3 < 5mm$ 且不侵及内括约肌平面提示直肠癌患者的预后良好。多项研究证实 MRI 预测环周切缘的敏感性和特异性均超过 90%。欧洲根据 MRI 图像特征对患者进行风险划分，分为"Good、Bad、Ugly"三个等级，不同风险等级选择直接手术、短程放疗和长程放化疗等不同治疗方式。但是，这种根据 MRI 风险分层选择的治疗方式是基于直肠癌治疗专家的前瞻性观

察研究，而没有经过前瞻性随机临床试验验证。临床试验正在进行中。

(2) ERUS 对判断早期直肠癌的 T 分期优势明显

尽管 MRI 在直肠癌局部分期中起到重要的作用，但其对早期直肠癌的诊断并不明确。MRI 并不能准确地将 T_1 期与 T_2 期肿瘤分辨开，这种区分有时是非常必要的，直接关系到这些患者能否局部切除，对患者生活质量影响巨大。ERUS 对 T_1 与 T_2 的诊断价值明显好于 MRI。ERUS 能准确地显示肠壁的各层结构，对早期肠癌 T 分期的优势明显。

(3) 肝脏 MRI 是判断肝转移灶最准确的方法

影像学检查是术前判断肝转移灶的主要手段。CT 是最常用的肝脏影像学检查。但是，CT 对微小肝转移灶往往判断不清，甚至出现漏诊。目前，MRI 是判断肝转移灶最准确的方法，其敏感性超过 CT。另外，超声造影也对肝转移灶有提示作用。对于诊断困难的病例，必要时可联合 MRI 和超声造影共同诊断。不论是 CT、超声造影或 MRI 等术前检查，都存在一定的漏诊率。因此，在肝转移灶切除手术过程中，术中超声是十分必要的，也是能够弥补 MRI 漏诊率的重要手段。

(4) 胸部 CT 提高肺转移的检出率

肺是结直肠癌常见的转移部位之一。直肠癌的肺转移发生率明显高于肝转移。目前临床上对肺转移的诊断主要依靠胸部 CT 检查。相比临床上更常用的胸部 X 线检查，胸部 CT 检查对肺转移的诊断敏感性更高。由于对肺转移的漏诊率高，X线检查的价值逐渐被放弃。胸部 CT 并不能准确判断肺部微小结节的性质，必要时需要经过穿刺活检或 PET/CT 联合判断。

（5）PET/CT 不是结直肠癌患者的常规检查手段

PET/CT 不是结直肠癌患者分期诊断的常规检查手段。PET/CT 对结直肠癌局部病灶的分期不优于 MRI，对浸润深度和淋巴结转移也不能准确判断。但 PET/CT 更多地应用于晚期患者及复发转移的患者。PET/CT 能够发现全身多发转移病灶，并对其他影像学不能确诊的病灶具有提示作用。

13. CEA 等肿瘤标志物对结直肠癌诊断的意义

血清 CEA 是临床上结直肠癌早期筛查、诊断、判断预后和评估疗效的重要指标。但并不是所有结直肠癌患者的血清 CEA 升高，仅有 40% ～ 70% 已确诊的结直肠癌患者可以检测到血清 CEA 的升高。尽管如此，血清 CEA 仍然是目前相对较为敏感的与结直肠癌密切相关的分子标志物。

CEA 除了跟预后相关外，还与结直肠癌的治疗相关。研究发现，血清 CEA 水平正常的患者对放疗的敏感性更高；放疗后血清 CEA 水平降至正常的患者更易得到完全缓解。另外，血清 CEA 水平升高与直肠癌患者病情严重程度相关。由于其价廉且容易实施，因此，在直肠癌治疗过程中常将其作为评价病情变化的指标。有研究表明，术前放化疗和根治手术等治疗手段均能使患者 CEA 水平下降，甚至降至正常。CEA 升高的患者预后比 CEA 正常者差，术后更易出现远处转移。故在术后随访过程中如果发现 CEA 升高，也往往提示患者出现了复发转移。对于治疗前血清 CEA 水平升高的患者，如果 CEA 水平在放疗、化疗后仍未降至正常，则预示患者的无病生存时间更短，他们不仅需要术后辅助治疗和更密切的随访，而且需要进行术后短期内密切影像学评估，以便尽早发现可能出现的复发或转移。

14. Lynch 综合征应行 MSI 或 MMR 检测

对 20% ～ 30% 的结直肠癌患者，遗传因素是其潜在病因。Lynch 综合征是涉及到结直肠癌、子宫内膜癌、胃癌等多个器官恶性肿瘤的疾病。它是遗传性结直肠癌的最重要的组成部分。结直肠癌的新发病例中约有 3% 是 Lynch 综合征。Lynch 综合征的结直肠癌患者从腺瘤到腺癌的变化更快，组织学类型往往更差，而其预后往往好于散发型结直肠癌。Lynch 综合征是由于 *MMR* 基因突变 *EPCAM* 突变引起的，在家系中往往表现出遗传特性。因此临床上常用 Amsterdam 标准和 Besthesda 准则作为 Lynch 综合征的临床诊断标准。由于目前家系的家庭成员数往往较少，因此很难发现这样的特点。目前，有些医院已开展对所有的结直肠癌切除的癌组织进行免疫组化分析，判断 MSI 状态。这样能够判断出大多数 Lynch 综合征的患者。也有少数 Lynch 综合征（*MSH6* 突变引起）表现为 MSI-L，所以在有条件的情况下，基因检测应该被用来准确判断 *MMR* 基因状态，从而可以对 Lynch 综合征家系进行准确判断和遗传监控。

15. CTC 和 ctDNA 检测值得期待

随着精准医学概念逐渐深入人心，肿瘤成为精准医学亟待解决的问题之一。虽然当前肿瘤诊治领域的发展日新月异，但肿瘤仍然是威胁人类健康最重要的原因之一。精确地早发现和早治疗对肿瘤患者至关重要。近两年来，液体活检（liquid biopsy）技术的快速进步也推进了肿瘤精准治疗的发展。液体活检逐渐成为肿瘤诊治领域的研究热点。最重要的液体活检手段包括：循环肿瘤细胞（circulating tumor cell，CTC）检测，循环肿瘤 DNA（circulating tumor DNA，ctDNA）检测和循环游离 DNA（cell-free DNA，cfNDA）检测。

CTC，即从实体肿瘤中脱离出来进入外周循环系统的肿瘤细胞。CTC 检测是液体活检技术中最早得到临床应用的技术，通过观察 CTCs 变化来反映肿瘤病情的变化，预测肿瘤进展和复发转移，判断是否需要辅助化疗，检测治疗药物耐药性等。由于 CTC 在早期肿瘤患者外周血中含量很低，又容易受到肿瘤患者体内其他细胞的干扰，因此，CTC 多用于判断转移性肿瘤的预后，作为局部进展期直肠癌放疗相关的检测指标有其局限性。

ctDNA，是循环肿瘤 DNA 片段。它是肿瘤细胞破裂后释放的片段化的基因组 DNA，主要来源于坏死或凋亡的肿瘤细胞及肿瘤细胞的外泌体。ctDNA 携带的遗传变异信息非常丰富，通过 ctDNA 检测即可获得恶性肿瘤的基因突变类型、病情发展阶段及药物敏感性等多方面的信息。这种检测比 CTC 检测的异质性更小，也更加精确。近几年来，ctDNA 技术逐渐进步，逐渐成为恶性肿瘤研究中的热点。与传统的检测指标（如 CEA 等）相比，ctDNA 检测更精确、敏感。近期研究表明，ctDNA 检测对复发病例的敏感性监测可超出 CEA 一倍。这也使 ctDNA 检测技术拥有巨大的发展潜力。

16. 直肠的解剖分段影响外科治疗策略

文献中经常出现"直肠上段癌或下段癌"，同时外科医师也认同这种说法，这是文献所述传统的外科分段方法，至今仍广为应用。然而我们发现，现有的中文解剖教科书却很少对直肠的解剖部位作出明确的规定，即使是解剖学的专业书刊也没有清楚阐述这个问题。而直肠的分段对于直肠癌术式的选择有着重要意义，我们从经典的英文肿瘤学教科书中找到了有关直肠分段的确切标准，即根据直肠不同部位到肛门的距离将直肠分为 3 部分：下段为距肛门 3 ~ 6cm，中段为 6 ~ 10cm，上段为 10 ~ 15cm。从解剖学角度来看，直肠上 1/3 为腹膜内位器官（有腹膜覆盖）；中 1/3 为腹膜间位器官（仅前方有腹膜覆盖）；下 1/3 为腹膜外器官，这段直肠不存在脏层腹膜（浆膜）的结构。这同时也就意味着，对于低位直肠癌来说，T_4 只能用肿瘤侵犯直肠周围脏器或骨盆壁来界定，应不存在 T_{4a} 这一亚分期。由于解剖部位的特殊，低位直肠与前方的泌尿生殖器官（男性前方毗邻膀胱、精囊腺和前列腺；女性前方则与子宫和阴道后壁相邻），侧方的盆腔血管神经，后方的骶前筋膜乃至骶骨关系密切。局部进展期的低位直肠癌往往会累及上述结构。

在临床上，通常根据肿瘤所在的部位分为上段直肠癌和中下段直肠癌，这种分类是有重要临床意义的。与欧美国家不同的是，我国中下段直肠癌发病率高，占全部直肠癌的 75%。在治疗策略上，中下段直肠癌需要采用标准的全直肠系膜切除(TME)，但对上段直肠癌则没有必要按照 TME 的标准进行手术。另外，对中下段直肠癌，只要术前评估是 T_3 期及 T_3 期以上，或者合并区域淋巴结转移，都应采用术前新辅助放化疗，而上段直肠癌可以直接手术。

总之，直肠癌的解剖部位和解剖学特点决定了直肠癌的治疗策略的差异。

17. 规范的术前分期与可切除性评估密切相关

对于直肠癌的治疗，规范的术前分期和必要的新辅助治疗可降低中低位直肠癌保肛手术难度及局部复发率。我们在临床工作中发现，从根源上分析，许多治疗不规范的病例是没有做术前分期。特别是行中低位直肠癌的保肛手术，规范的术前分期至关重要。目前，从国际的文献上看，术前分期主要采用美国癌症联合会（AJCC）的 TNM 分期。国际上推荐应用盆腔的 MRI 和经直肠的超声检查作为分期依据。

直肠癌的 T 分期：值得注意的是，由于解剖学的差异，低位直肠癌 T 分期的特点与高 / 中位直肠癌有所不同。低位直肠处的直肠系膜逐渐变薄。外侧骨性盆壁逐渐过渡至肛提肌平面。在直肠肛管交界处，直肠固有肌层的纵行部分则延续为肛门内括约肌，肛门内括约肌外侧为肛门外括约肌。关于直肠与肛管的界限目前有两种定义：①解剖学肛管：以齿状线作为直肠肛管的分界；②外科学肛管：直肠环上缘作为直肠下界。直肠手术关注的是外科学肛管，即肛管直肠环（内括约肌上缘水平）以下，长度约 4cm。鉴于此，低位直肠癌的 T 分期与其他部位直肠癌是不同的，特别是近直肠肛管交界处，具体如下：①中上段直肠癌的 T_2 期表述为肿瘤侵犯直肠固有肌层，而在肛管直肠环以下则为侵犯肛门内括约肌；②中上段直肠癌 T_3 期表述为侵犯直肠的浆膜下，而在肛管直肠环以下则为侵犯肛门外括约肌；③ T_4 期，由于浆膜（脏层腹膜）结构的消失，T_{4a} 期在所有低位直肠癌中并不存在，而 T_{4b} 期，在低位直肠癌为侵犯盆壁、骶骨，而在肛管直肠环以下则为侵犯肛提肌，或穿透外括约肌到达外侧结缔组织。可见，低位直肠癌 T 分期是决定 CRM 阳性的关键因素，如切除范围未能涵盖肿瘤 T 分期对应的层次，则 CRM 阳性就难以避免。

环周切缘（circumferential resection margin，CRM）：CRM 是直肠癌的一个重要的病理学评估指标，是指肿瘤浸润最深处与直肠周围软组织切除边缘之间最近的放射状切缘，应该以"mm"来测量。病理学上的 CRM 阳性定义为：切除后直肠标本横断面上，镜下可见肿瘤组织、癌结节或转移淋巴结与实际环周切缘间距离≤ lmm。Gosens 等的研究发现，CRM 阳性者术后局部复发率远高于 CRM 阴性者，而最早提出 CRM 概念的英国病理学家 Quirke 等通过研究证实，CRM 阳性患者的局部复发率明显高于 CRM 阴性者，而无病生存率则显著低于后者。CRM 与直肠癌手术的切除范围密切相关，是评价全直肠系膜切除（total mesorectal excision，TME）手术效果的重要指标。作为中低位直肠癌手术的标准技术，TME 需要沿着盆筋膜脏层和壁层间的疏松无血管间隙进行操作。因此，对于浸润范围未超出盆筋膜脏层的直肠癌患者，才有可能通过 TME 保证环周切缘阴性；而对于浸润范围超出盆筋膜脏层的患者，即使行 TME，术后也将得到阳性的环周切缘，导致未来较高的局部复发率。而且，对那些术后病理学评价 CRM 阳性的患者，行补救性盆腔放疗效果不佳，不能有效改善预后。可见，术前的 CRM 评估显得尤为重要，MRI 已被公认为术前评价 CRM 最有效的影像学检查手段，而盆筋膜脏层正是 MRI 进行 CRM 评价的参考界限。MRI 判断直肠癌 CRM 的标准是连续 MRI 横断面扫描中肿瘤组织或转移淋巴结距离盆筋膜脏层的距离，Beets-Tan 等认为该距离≤ 5mm 可以作为影像学 CRM 阳性的临界点，此标准与病理上 CRM 阳性的判断标准 1mm 具有高度相关性，也就是说，MRI 显示病灶距离

CRM ＞ 5mm，可以保证镜下 CRM 阴性。Brown 等的研究表明，应用盆腔高分辨 MRI 对 28 例直肠癌阳性 CRM 预测的准确度达92%。术前对 CRM 的判断对直肠癌的可切除性评估具有重要意义，如术前判断 CRM 阴性，可通过 TME 行根治性切除，如果CRM 可疑阳性，则患者必须接受术前放化疗，以期达到降期至CRM 阴性后再接受手术治疗。

结直肠癌的外科治疗

18. 腹会阴联合切除术的热点问题

肛提肌主要由髂骨尾骨肌、耻骨尾骨肌、耻骨直肠肌构成，后方尾骨肌也参与维持盆底结构。事实上近年来文献中所叙述的"肛提肌"主要是指髂骨尾骨肌。Cylindrical APR 或 ELAPE 的论文描述中，腹部操作是"沿 TME 间隙到达肛提肌止点后，停止游离"；在折刀位或侧卧位下离断尾骨，被认为有利于暴露髂骨尾骨肌在闭孔内肌上的止点。我国学者在一项临床试验中验证了这种操作的疗效；在骨盆条件较好的情况下，也可使用腹腔镜经腹完全离断髂骨尾骨肌。此外，腹会阴联合切除术（abdominoperineal resection，APR）重要的切除范围是坐骨直肠窝的脂肪组织。在复发肛管癌、高侵袭度低位直肠癌中这一区域容易受侵，患者通常伴有会阴部疼痛等症状。纪念斯隆－凯特琳癌症中心（Memorial Sloan-Kettering Cancer Center）在实践中，将 APR 定义为 3 种：肛提肌内 APR（Intra-levator APR）、ELAPE、坐骨直肠窝切除 APR（Miles/Ischiorectal APR）。其异同点可参考。Cylindrical APR 或 ELAPE 报道中部分病例需要皮瓣、生物补片修补，实际是因为切除范围已远超过了肛提肌的范围，达到了 Miles 或 Ischiorectal APR 的范围，这可能是过度治疗。关于盆底重建，Holm 也认为"只有对于尾骨、坐骨直肠窝脂肪的扩大切除，皮瓣修复才是必要的；ELAPE 不是皮瓣、补片修补的绝对适应证"。Holm 认为 APR 分类还有一种"内括约肌切除 APR"，相当于不进行吻合的 ISR。这一术式没有被广泛接受，因为保留外括约肌往往导致术后出现会阴收缩、疼痛等症状，而从操作角度并没有带来便利。前壁肿瘤的 R0 切除更具挑战性：后侧肌群的扩大切除，对提高前壁肿瘤的根治度益处很小。肛提肌的前方成分如耻骨尾骨肌、耻骨直肠肌，在 APR 术中是不可能被完全切除的。在男性患者，医师可对双侧耻骨直肠肌的肌束、双侧前列腺下缘的神经束进行不同程度的切除，有可能降低 CRM 阳性率。综上所述，ELAPE 比 Cylindrical APR 的概念更精确，强调了层次是"肛提肌之外"。Miles APR 切除范围要大于 ELAPE，更适用于侵犯坐骨直肠窝组织的肿瘤。Intra-levator APR 有一定的适应证，利于减小会阴切除范围、促进切口愈合。

在实施 APR 时，外科医师不必过度追求切除范围的对称性，而应参考术前影像提示的肿瘤象限，合理选择切除范围。上述 3 种 APR 的亚型，可以在同一例患者的手术中共存，尽量保留正常组织，促进会阴愈合。新辅助治疗后、术前的高品质 MRI 检查是不可缺少的，其意义在于提前制订方案，避免术中决策相关的操作失误。如果预判到 APR 手术可能形成较大的盆腔或会阴缺损，整形修复科的会诊和皮瓣设计是必要的。对于 T_{4b} 分期的中段直肠癌，APR 是基本的手术单元，可衍生出多种术式。对于男性患者，如果前壁肿瘤侵犯精囊腺，但前列腺、膀胱三角未受侵犯，可考虑行 APR+ 精囊腺的整块切除。Saito 等还报告了保留膀胱的盆腔脏器切除，但这类病例通常需要严格筛选。对于女性患者，阴道后壁、侧壁是癌肿前方浸润的天然屏障。APR 合并阴道后壁切除是成熟、安全的手术方式。值得注意的是，对于前侧壁低位直肠肿瘤，宫旁组织或阴道旁组织作为侧方 CRM 边界应保证整块切除。手术的要点在于离断髂内动静脉各分支，将闭孔内肌内侧的组织全部移除。

19. 直肠癌需合理选择保肛手术

对于中低位直肠癌的外科手术，保肛手术一直以来是提高患者生活质量的重要治疗手段。许多患者也非常希望能够保留肛门。但是，对于保肛手术，尽管有多种多样的手术技术报道，包括结肠肛管吻合等超低位吻合的方法，但关键是保肛术后肛门括约肌功能的保留。对于有些患者尽管采用了低位特别是超低位的吻合，术后患者生活质量却不高，控便功能不好，是临床非常常见的情况。因此，外科医师在选择保肛手术的时候应实事求是，根据自己掌握的操作技术和患者的自身特点，合理地选择保肛手术。一个不成功的保肛手术给患者术后生活带来的困难是难以估量的。一味地追求保留肛门，仅仅保留了肛门的外形却没有保留完整的括约肌功能，对患者来说是灾难性的，应该引起外科医师的高度重视。

肛门括约肌（anal sphincter）分为内括约肌（internal sphincter）和外括约肌（external sphincter）。内括约肌为肠壁环形肌增厚而成，属不随意肌，外括约肌是围绕肛管的环形横纹肌，属随意肌，分为皮下部、浅部和深部。其中，外括约肌的深部与内括约肌、直肠壁纵肌的下部和耻骨直肠肌共同构成了控制排便的最重要的结构——肛管直肠环（anal ring）。通常意义上的保肛手术主要指的是保留肛门外括约肌，因为早期的研究已证实单纯切断内括约肌很少引起大便失禁。对于下段直肠癌，能否保肛主要取决于肿瘤下缘距肛门的距离。一般认为，如果肿瘤下缘到肛管直肠环的距离＞1cm，可以尝试低位前切除（low anterior resection）来实现保肛，但应确保切缘阴性。然而在临床实践中，经常遇到术前难以评估能否保肛的情况。笔者应用CT三维数字化盆腔建模系统来实现直肠癌手术方式的预测，达到了较高的准确性。对于肿瘤下缘距肛管直肠环较近（＜1cm）或侵犯肛管的直肠癌，在保肛问题上应慎重。基于解剖学的研究，有学者在20世纪80年代提出"内括约肌切除术"（intersphincteric resection）的术式，并且沿用至今。所谓"内括约肌切除术"就是在保证 TME 原则的前提下部分或全部切除肛门内括约肌，以此来获得足够的切除范围（下切缘距肿瘤下缘至少 2cm），从而实现保留肛门。手术通常采取经腹和经肛门双入路，切除后需加做结肠贮袋，与剩余肛管吻合。内括约肌切除术虽然在一定程度上提高了保肛率，但只适用于肛门括约肌未受肿瘤侵犯的患者，而且 CRM 阳性率较高，术后并发症也较多，吻合口漏和盆腔血肿发生率明显增高，部分患者出现排便控制力差，因而内括约肌切除保肛手术应慎重。

中低位直肠癌手术的关键是根治达到 R0 切除。手术过程中，特别是肥胖的男性患者，由于骨盆相对狭窄，远切缘的显露和安全的切缘十分重要。通常我们可以接受的远切缘是 2cm。最近一项包含 7000 例患者的 Meta 分析结果表明，远切缘 > 1cm 和 ≤ 1cm 相比，局部复发率差别仅 1%，且差异无统计学意义（$P > 0.05$）。近期文献表明，对于直肠癌低位保肛手术，远切缘的重要性及其观念发生了改变。传统 2cm 安全切缘是否还有真正的临床意义，需要更多前瞻性临床试验去证实。

20. 重视直肠前切除综合征的防治

直肠前切除综合征（anterior resection syndrome，ARS）是低位直肠癌保肛手术的重要并发症，是指在低位保肛手术后出现的便频、便急及控便困难而导致的一系列症状，常发生于低位直肠癌保肛术后，系直肠储袋功能和排便反射功能丧失所致。低位直肠癌行保肛手术后 ARS 的发生率较高，特别是结肠肛管吻合的患者，其发生率高达 30%。发生 ARS 的患者，往往生活质量不高，出现频繁排便，使患者苦不堪言。对于中低位直肠癌行保肛手术的患者，特别是低位吻合或超低位吻合的患者，术前有效的医患沟通非常重要。首先要充分交代超低位吻合可能发生的并发症，包括 ARS 等，取得患者的充分理解。此外，对于 ARS 的预防，目前尚无统一的诊疗规范。对超低位的结肛吻合，行结肠储袋（colonic J-pouch，CJP）可延缓或减轻 ARS 的症状。结肠储袋的长度不超过 5cm，在手术后的前 1 ~ 2 年，结肠储袋可以较好地发挥控便功能。保肛手术的并发症防治目前没有统一的质控标准。对症治疗是主要对策，通常采用的是通过饮食调节粪便，一些药物的使用也只是权宜之计。

21. 局部切除适应证需准确把握

我们在临床工作中经常遇到一些患者已在当地医院接受了直肠癌局部切除手术，这些手术最大的共同点是：①术前未做规范的分期，看到肿瘤不大或患者保肛愿望强烈就为患者实施了局部切除术。②切除的病理标本大都未行规范的标记送检，使得病理科医师无法判断患者实施的切缘是否干净。

按照 NCCN 指南和卫生和计划生育委员会 2015 年版中国结直肠癌诊疗规范的要求，直肠癌的局部切除需满足以下几点：

①肿瘤大小＜3cm；②切缘距离肿瘤＞3mm；③活动，不固定；④距肛缘 8cm 以内；⑤仅适用于 T_1 肿瘤；⑥内镜下切除的息肉，伴癌浸润，或病理学不确定；⑦无血管淋巴管浸润（LVI）或神经浸润（PNI）；⑧高－中分化；⑨治疗前影像学检查无淋巴结肿大的证据。由此看来，直肠癌的局部切除是有严格适应证的。另外，常见的问题是术前评价 T_1 期肿瘤，但手术后 pT_2，或切缘阳性如何处理？许多医师采用了扩大切除的方法，实际上指南已明确指出，此类患者不宜行扩大切除，因为此类患者（特别是 pT_2 的患者）发生远处或区域淋巴结转移的概率远远高于 T_1 期肿瘤。正确选择是行根治性直肠癌手术。对于中低位直肠癌，如何选择合理的手术方式，应该考虑到患者的最大获益，首先是达到根治目的，然后考虑保留肛门括约肌的功能。从术前分期做起，规范术前的治疗，合理选择手术，会给中低位直肠癌患者带来益处。经肛门局部切除包括直视下切除和和经肛门内镜微创手术（transanal endoscopic microsurgery，TEM）2 种方法。

22. 直肠手术中血管高位结扎不作为推荐术式

直肠的血液供应主要来源于肠系膜下动脉。后者起自腹主动脉，进一步分为左结肠动脉、乙状结肠动脉和直肠上动脉。中下段直肠的部分血供来源于髂内动脉的分支，称直肠中动脉；阴部内动脉或髂内动脉前干的分支，称直肠下动脉，后者支配齿状线周围及肛管，上述动脉均有同名静脉伴行。直肠手术须特别注意的是骶前静脉丛，后者位于骶骨与骶前筋膜之间，由骶外侧静脉和骶正中静脉的属支构成，并与椎管内的静脉丛相交通。行TME 手术应在骶前筋膜的前方剥离，以避免损伤骶前静脉丛引起大出血。在大多数外科医师的概念中，直肠癌的外科手术应该做到高位结扎。所谓高位结扎(high ligation)的概念到底是什么？有何意义？经典的高位结扎是指手术时从肠系膜下动脉的根部结扎切断肠系膜下动脉的主干。传统观点认为，高位结扎可确保手术切除范围和淋巴结清扫的彻底性；但近些年来，越来越多的证据证明，高位结扎并没有改善患者的生存和预后，反而增加了手术的并发症。因此，无论 NCCN 指南还是美国结直肠外科医师协会（ASCRS）指南都没有将高位结扎作为推荐术式。目前有学者提出直肠癌的低位结扎（low tied），即在直肠上动脉起始部水平结扎，得到广泛认同。因此，外科医师应当了解当前直肠癌的外科手术规范，更要了解直肠癌最新的治疗观念，才能使患者从我们的手术中获益，进一步减少不必要的损伤。由此可见，随着循证医学的发展，过去人们心目中根深蒂固的观念已经面临着挑战，一些传统的观念已经被证实是没有循证医学证据的，是应当摒弃的。

23. 直肠手术中需注意盆腔自主神经的保护

骨盆的自主神经是直肠癌根治手术中不容忽视的重要问题，关系到手术后患者的生活质量；特别是男性患者，对术后的生活质量是非常关注的。与外科手术相关的骨盆自主神经主要有下腹神经丛（hypogastric plexus）和骨盆内脏神经（pelvic splanchnic nerves）。我们在近期主办的"全直肠系膜切除术临床解剖高级培训班"上，对1例尸体进行了局部解剖，下腹神经丛在尸体和临床手术中都是比较容易辨认的，它位于腹主动脉的前面，在左右髂总血管分叉处的前方呈网状分布，在第5腰椎前方分为左右2条下腹神经，双侧下腹神经沿骨盆侧壁走行，逐渐变细，与骶孔发出的骶2～4骨盆内脏神经汇合形成盆腔神经丛（简称盆丛）。下腹神经司射精功能，而骨盆内脏神经司勃起功能，分支细小，在尸体标本中可观察到，活体组织上常难以辨认。保留盆腔自主神经的直肠癌根治手术（pelvic autonomic nerve preservation，PANP）应以根治性切除肿瘤为目的，并在此基础上尽可能保留盆腔自主神经。Sugihara等将PANP手术分为4型：Ⅰ型：完全保留盆腔自主神经。Ⅱ型：切除腹下神经丛，保留双侧盆腔神经丛。Ⅲ型：切除腹下神经丛，保留一侧盆腔神经丛。Ⅳ型：完全切除盆腔自主神经。PANP手术指征仍有争议。Sugihara认为应根据肿瘤部位和分期选择PANP手术类型。而有些作者认为进展期直肠癌在没有侵及盆神经丛或术前辅助放疗、化疗情况下也可适当选择PANP手术。多数作者认为，为保证根治性，PANP手术适用于DukesC期前的患者。PANP与传统手术相比，对排尿功能和性功能的影响程度显著降低，患者生活质量明显提高，而局部复发率及长期存活率差异并无统计学意义。

24. 全直肠系膜切除术仍是直肠癌手术的"金标准"

直肠系膜是个外科概念，指盆腔筋膜脏层包裹直肠的脂肪、结缔组织及其血管和淋巴组织，直肠系膜从后方及两侧包绕直肠，对限制肿瘤的扩散有重要作用。Heald 等曾把直肠系膜描述为"神圣平面"（Holly plane），也有人把直肠系膜看作有完整包膜的囊（envelope）。直肠系膜的确有完整的包膜，而且与周围组织之间存在解剖间隙。术中在这个间隙内用电刀进行锐性分离，既能保证切除的完整性，又很少出血。术后直肠系膜内残存的淋巴和脂肪组织是直肠癌复发的主要来源，全直肠系膜切除术（TME）是降低术后复发率的关键，也是中低位直肠癌根治术必须遵循的手术原则。TME 的手术原则：①直视下在骶前间隙中进行锐性分离；②保持盆筋膜脏层的完整无破损；③肿瘤远端直肠系膜的切除不得 < 5cm，肠管切除至少距肿瘤远端 2cm。凡达不到上述要求者，均不能称作全直肠系膜切除术。与传统手术不同的是，TME 强调的是环绕剥离直肠系膜，包括直肠及肿瘤，并且要求环周切缘（circumferential resection margin，CRM）的完整性。文献中，CRM 定义为"腹膜外直肠周围的结缔组织的手术切缘"，所谓 CRM 阳性是指 CRM 包含有瘤体、脉管癌栓、淋巴结或癌结节，或者 CRM 距离上述组织的距离 < 2mm。CRM 阳性是公认的术后复发的高危因素。此外，TME 对直肠侧韧带

采用锐性分离，有利于骨盆神经丛的保护。

TME 主要适用于不符合局部切除适应证的 T_1 期及 T_2、T_3 期且无远处转移的中低位直肠癌，癌肿未侵出脏层筋膜，大多数适合低位前切除者基本上均适用于 TME。TME 是一个手术理念，是直肠癌根治术式中腹部操作的基本原则和前提。而低位前切除（low anterior resection，LAR）、腹会阴联合切除（abdominal perineal resection，APR）及适用于肛门外括约肌未受侵的 T_2 期以下的内括约肌切除术（ISR）等，只是在 TME 的前提下，不同的肠道重建或细节操作方式。

25. 合理选择盆腔联合脏器切除

对于癌肿较大，侵及壁层筋膜或周围器官（膀胱、前列腺、精囊腺／子宫、阴道等），骶骨（S_2 以下）的局部进展期（T_{4b} 期）患者，单纯的 TME 已经无法达到根治性切除目的，需行盆腔联合脏器切除甚至是骶尾骨切除。对于局部进展期的低位直肠癌，一些地区的外科医师常由于认为肿瘤较大，侵犯范围较广而放弃手术。近年来大量的临床资料分析显示，直肠癌局限性生长的生物学特性明显，且直肠位于盆腔，其毗邻脏器多为与重要生命体征关系不大的器官，这使得联合脏器切除成为可能。研究表明，局部进展期结直肠癌联合脏器切除的术后 5 年生存率仍可达到 50% 左右，而不经治疗则 5 年生存率仅为 1.8%。对于那些临床上无远处转移的病例，即使侵犯多个脏器，扩大的联合脏器切除仍可使相当多的患者受益，对局部进展期患者行扩大的联合脏器切除手术可能是提高生存率的唯一途径。具体的手术方式包括全盆腔脏器切除术（TPE）、后盆腔脏器切除术（PPE）、部分脏器切除术、骶尾骨切除术等。当然，盆腔联合脏器切除也并非在所有情况下均适用，其重要的原则是要进行 R0 切除。如存在盆腔外转移或患者全身情况不能耐受，则不适合。此外，对于肿瘤广泛侵犯盆腔侧壁；侵犯骨性盆腔、髂外血管；侵犯坐骨大切迹、累及坐骨神经；侵犯第 2 骶骨水平及以上者均不宜行盆腔联合脏器切除术。随着术前新辅助治疗的广泛开展，以及外科技术和器械的进步，低位直肠癌的外科治疗较过去取得了一些进步。然而，这其中也不乏争议。比如，局部切除的适应证在国内部分地区和医院被盲目扩大。同时，有不少国外学者对侵犯 S_2 及以上（S_1、L_5）的局部晚期直肠癌行高位骶骨联合切除术，尽管可能实现了 R0 切除，远期预后并不理想，大部分因远处转移而死亡。因此，作为肿瘤外科医师来说，应该"有所为"，但更重要的是"有所不为"。在满足根治性切除的前提下，减少不必要的损伤，最大限度地保留功能，以期追求最佳的预后和生活质量，是外科医师们的最终目标。

结直肠癌的内科治疗

26. 局部进展期直肠癌应该接受新辅助治疗

对于局部进展期的直肠癌，特别是中低位直肠癌，cT_3（c 意为临床分期）、cT_4，或有淋巴结转移的患者，应该接受术前新辅助放化疗。放疗剂量通常选择 $45.0 \sim 50.4Gy$，25 次。化疗可选口服卡培他滨或持续静滴 5-FU。术前新辅助放化疗的优势已经得到证实，可以降低局部复发率，增加保肛的机会。规范的中低位直肠癌的术前分期和辅助治疗是我国直肠癌外科手术面临的亟待规范解决的重要问题。科学规范的术前分期，适当应用术前新辅助治疗可以使局部复发率显著降低，使患者从新辅助治疗中获益。

27. 微卫星不稳定性影响治疗方案的选择

微卫星（microsatellite，MS）是指在人类基因组中广泛分布的 2 ～ 6 个重复碱基序列，也被称为短串联重复序列，微卫星不稳定性（MSI）是指肿瘤中由于 DNA 发生甲基化或者基因产生突变等导致 DNA 错配修复基因缺失（dMMR），进而导致微卫星短串联重复序列插入或者缺失，最终造成微卫星长度产生变化，并出现新的微卫星等位基因的分子现象。在临床上 MSI 的检测是针对结直肠癌进行分子分型诊断的前提条件，近年来，微卫星不稳定状态在结直肠癌的预后判断及化疗疗效预测等方面发挥着非常重要的作用。氟尿嘧啶是目前结直肠癌辅助治疗的重要药物。从 2003 年开始，国际上开始出现多个关于 MSI 预测结直肠癌化疗敏感性的临床研究。结果表明 II、III 期结直肠癌中 MSI-H 分子分型的患者比 MSS 分子分型的患者对 5-FU 的辅助化疗反应更差。其中 Sargent 等研究者分别收集 MSI-H 状态下的 II、III 期结直肠癌患者并进行了临床预后分析，结果显示，即使接受过以 5-FU 为基础的辅助治疗方案的 II 期 MSI-H 的结直肠癌患者与仅接受手术治疗组相比，其生存率更低。因此，基于以上多个临床研究试验的结论，2012 年的结直肠癌 NCCN 指南提出在判断具有高危风险因子的 II 期结直肠癌患者是否有必要进行 5-FU 相关辅助治疗时，应排除 MSI-H 这类分子分型的群体。在 2013 年的 ASCO 大会上有研究报告称奥沙利铂＋氟尿嘧啶的联合辅助化疗方案中 MSI-H 对其化疗疗效并无预测作用，并表明 MSI 或 MMR 的预测作用也暂时限定于接受氟尿嘧啶单药辅助化疗的 II 期结直肠癌患者。此外，*JNCI* 于 2016 年发布的一项 AGEO 多中心回顾性研究结果指出，对于已经接受了根治性切除术的Ⅲ期结肠癌患者，同时伴有 DNA 错配修复缺失，能够从奥沙利铂和氟尿嘧啶联用的辅助治疗方案中得到明显的获益，而从单用氟尿嘧啶的辅助化疗方案中则无获益。MOSAIC 研究的 10 年临床随访数据表明在处于 TNM Ⅱ期和Ⅲ期的结直肠癌患者中，dMMR 取代 *BRAF* 基因突变成为结直肠癌的一项重要独立预后因素。并且在结直肠癌中，具有 DNA 错配修复基因缺失或者 *BRAF* 突变的Ⅲ期结直肠癌患者，接受 FOLFOX 化疗方案的辅助治疗是可以从中得到获益的。早期 CRC 中 MSI 状态预测化疗有效性的研究很多，结果显示 dMMR 患者在 5-FU 化疗中缺少获益。临床前数据显示 dMMR 状态与 5-FU 耐药有关；Ribic 的 Meta 分析显示，Ⅱ和Ⅲ期结肠癌患者随机接受 5-FU+ 亚叶酸和单独手术治疗，单独手术的 dMMR CRC 患者生存更优，化疗患者无获益。上述结果在其他研究中进一步得到证实，尤其是Ⅱ期 dMMR 患者甚至总生存因化疗而减少。

28. *KRAS* 和 *BRAF* 突变对化疗疗效影响大

结肠癌的分子分型对其预后判断及治疗决策越来越重要。目前临床上比较常用的分子靶标主要包括 KRAS、BRAF、MSI、CIMP 等。肿瘤的异质性是影响化疗疗效最重要的分子病理因素，也是所有恶性肿瘤最常见的特征之一，主要是指由于肿瘤细胞的多次分裂增殖，其子代细胞呈现出不同的分子生物学特征或者基因遗传变化，从而导致肿瘤细胞在生长、转移和化疗敏感性等方面出现了显著的改变。肿瘤的异质性主要表现在基因突变、基因扩增与缺失、基因表达谱变化及基因编码蛋白的改变等。不同的基因突变体可以在不同的组织学肿瘤分型中检测到，其中 *KRAS* 基因突变和 *BRAF* 基因突变是结直肠癌中 2 种最常见的突变类型。在 *KRAS* 突变型的结直肠癌中，由于 RAS 蛋白能够在不依靠上游 EGFR 信号传导的情况下持续激活，因而对西妥昔单抗药物治疗极其不敏感，最终导致肿瘤不可控制地持续生长。目前临床上已有多个临床试验专门针对 *KRAS* 基因突变状态对西妥昔单抗治疗疗效的影响进行了评估。Bokemeyer 等人在 OPUS 研究中在使用西妥昔单抗联合 FOLFOX4 一线治疗转移性结直肠癌的过程中，分析了 *KRAS* 基因突变与化疗效果之间的关系，发现 *KRAS* 野生型患者对比突变型患者的无进展生存期（PFS）和客观有效率（ORR）均得到了明显获益。Tejpar 等分析 EV-EREST 研究后发现，针对伊立替康首次化疗失败的结直肠癌患者加用西妥昔单抗，对于 *KRAS* 突变型患者不论是采取标准剂量治疗还是剂量逐渐递增的治疗方案，两种治疗结果均显示无效。Tol 等研究者检测分析了 *KRAS* 和 *BRAF* 基因在 516 例结直肠癌患者中的突变情况，结果发现 *BRAF* 和 *KRAS* 两者在结直肠癌中的突变存在相互排斥的情况，并且 *BRAF* 突变的结直肠癌患者与野生型患者相比，其 PFS 和 OS 明显更短。Cremolini 等在针对经过伊立替康治疗产生耐药的转移性结直肠癌患者使用西妥昔单抗治疗后分别检测了 86 例患者的 *KRAS* 和 *BRAF*-V600E 的突变状态，结果表明 *KRAS* 野生型但 *BRAF* 突变型患者的疾病无进展生存和总生存时间都比较短。同样，Fornaro 等应用西妥昔单抗联合伊立替康治疗单用伊立替康化疗失败的转移性结直肠癌老年患者，结果发现，30 例 *KRAS* 或 *BRAF* 突变患者的化疗有效率和中位 PFS 比 22 例 *KRAS* 和 *BRAF* 野生型患者明显缩短。因此，综上所述，*KRAS* 和 *BRAF* 基因突变是预测转移性结直肠癌患者化疗敏感性和生存预后的重要分子病理因素。

29. Ⅱ期结肠癌是否需要化疗要综合考虑

Ⅱ期结肠癌是否需要接受辅助化疗目前仍存有争议。由于Ⅱ期结肠癌单纯手术切除的疗效已经比较好，辅助化疗能带来的获益相对较小。NCCN 和 ESMO 及中国的结直肠癌指南中，均不推荐Ⅱ期结肠癌患者常规进行辅助化疗，除非合并一些高危因素。

目前，关于Ⅱ期结肠癌研究多为回顾性的，有部分研究认为，Ⅱ期结肠癌患者可以从辅助化疗中获益。然而，更多的研究认为，Ⅱ期结肠癌患者不需要接受辅助化疗。值得注意的是，与大多数研究结果不同，纳入了 3239 例Ⅱ期患者的 QUASAR 研究表明，氟尿嘧啶和亚叶酸钙辅助化疗相对单纯手术使Ⅱ期患者获得了额外的生存，但其绝对获益度也仅有 4%。

于是，筛选出Ⅱ期结肠癌患者中某些预后更差的患者就成了退一步的选择。"高危因素"的概念应运而生，其包括 T_4 期、淋巴活检数目＜ 12 枚、分化程度差(黏液腺癌或印戒细胞癌等)、合并脉管癌栓或神经侵犯、合并肠梗阻和肠穿孔等。这些"高危因素"的特点是容易获得、可操作性比较强和适合推广应用。然而，虽然合并"高危因素"的患者预后相对较差，但并不等同于具备了"高危因素"就一定能从辅助化疗中获益。

在一项基于 SEER (Surveillance Epidemiology and End Results) 数据库纳入了 24 847 例 Ⅱ 期结肠癌患者的研究中发现，以下 4 项高危因素中，pT_4 比例占 14.2%，淋巴结少于 12 枚者占 53.8%，分化程度差占 20%，合并梗阻穿孔占 25.9%，合并这 4 项高危因素中至少一项的比例高达 75%。该研究并未统计脉管癌栓的发生率。Lim 等报道 Ⅱ 期结肠癌脉管癌栓的比例约为 6%。另一项纳入了 1697 例 Ⅱ 期结肠癌的回顾性研究中也发现，合并至少一项高危因素者占 76%。这其中，淋巴结数目＜ 12 枚者占到了相当大的比例。近年来，随着结直肠癌诊疗规范的推广实施，病理科医师大多数可以达到 12 枚 / 例的标准。

既然大部分的 Ⅱ 期结肠癌患者都合并至少 1 项"高危因素"，鉴于总体 Ⅱ 期结肠癌的辅助化疗获益很小，那么即便合并"高危因素"，其化疗获益度也不可能很高。基于 SEER 数据库的大样本研究发现，Ⅱ 期结肠癌合并高危因素的患者化疗获益度仅有 2%。

基于以上，笔者倾向于 T_4 期和分化程度差的患者接受辅助化疗。而脉管癌栓、淋巴结数目，以及肠梗阻或穿孔是否应该作为化疗的依据，目前仍缺乏足够的证据。笔者建议，在考虑是否需要辅助化疗时，除了高危因素以外，还应考虑到患者的年龄、身体状况及预期寿命等，做到充分告知，让患者及家属参与临床决策，而不要完全被"指南"牵着鼻子走。

30. 直肠癌的辅助化疗缺乏证据

不同于局部进展期直肠癌的术前新辅助治疗，有关直肠癌术后辅助治疗适应证和持续时间缺乏直接的循证医学证据。实际上，目前缺乏 FOLFOX 或 XELOX 方案应用于直肠癌术后辅助化疗的临床试验，所有Ⅱ期和Ⅲ期直肠癌患者接受术后辅助化疗的证据均来源于Ⅲ期结肠癌试验结果的外推。多数学者认为，上段直肠癌可以视作结肠癌来处理。然而，中低位直肠癌缺乏浆膜层，随着肿瘤位置越低，其 T 分期有待进一步明确，直肠癌的辅助化疗能否沿用结肠癌的做法，事实上是存在疑问的。

未来直肠癌辅助化疗适应证的选择：虽然对于新辅助治疗后直肠癌辅助化疗的适应证选择存在很大争议，但未来的发展方向可能会有以下几种：①延续当前指南，所有接受新辅助治疗者都需要术后化疗；②淋巴结阴性者不需要辅助化疗，淋巴结阳性者需要化疗；③对放化疗反应较好者需要接受辅助化疗；④对放化疗反应较好者本身预后较好，不需要辅助化疗。

31. 可切除局部进展期结肠癌新辅助化疗受到关注

对于局部可切除无远处转移的临床分期为 cT_{4b} 的结肠癌可采用新辅助化疗。2012 年发表在 Lancet Oncol 杂志上的 FOXTROT 研究，探讨了可切除结肠癌术前新辅助化疗的可行性、安全性及有效性。其结果显示，对于可切除的 T_4 或高危 T_3 的结肠癌患者，采用术前 3 个周期 OxMdG 方案化疗 + 手术 + 术后 9 个周期 OxMdG 方案化疗的治疗策略，与手术 + 术后进行 12 周期 OxMdG 方案辅助化疗相比，提高了 R0 切除率，同时减少了淋巴结转移率，并且未增加围术期并发症的发生率，因此，为结肠癌新辅助化疗提供了循证医学证据。未来如果能有相关的更大规模、更高治疗的临床研究取得肿瘤学获益的证据，局部进展期结肠癌治疗模式将会改变。

转移性结直肠癌的治疗

32. 可切除结直肠癌肝／肺转移的新辅助化疗是否联合靶向治疗尚存争议

2017 版 NCCN 指南中将靶向药物从可切除肝或肺转移瘤的新辅助化疗方案中删除。指南指出对于初始可切除的结直肠癌肝／肺转移，有两种治疗策略可选择：新辅助治疗＋手术切除＋辅助治疗；手术切除＋辅助治疗。这与国际另一大主流指南《ESMO 结直肠癌诊治指南》截然相反。2016 版《ESMO 结直肠癌诊治指南》指出："技术上容易切除但伴有一个或多个不良预后因素的转移性结直肠癌，对于如何才是最佳的术前治疗方案仍不确定，在化疗基础上可以考虑化疗联合靶向药物治疗"。

事实上，该领域的循证医学证据是很少的。EPOC 研究（EORTC40983）奠定了新辅助化疗在初始可切除转移性结直肠癌的地位，无论是 NCCN 还是 ESMO（欧洲肿瘤内科学会）指南，均推荐对于绝大多数初始可切除转移性结直肠癌（具有预后不良因素者），采用新辅助化疗策略。

后来的 NEW EPOC 研究探索了在初始可切除转移性结直肠癌的新辅助治疗中联合靶向治疗的价值，结果得到的是阴性的研究结果，并没有带来生存获益。因此，NCCN 指南在 2015 年起就再增加了一条警示说明，"对于在潜在可切除的患者中使用 FOLFOX + Cet 的研究结果仍有争议。"

那么，2017 版 NCCN 指南中将在该章节中直接删除了靶向药物的推荐，似乎可以理解为是向循证医学回归，但国内部分学者对此持保留意见。其实问题的关键也许在于"可切除"的判断标准问题。关于"可切除"的标准，临床研究和临床实践的使用标准尚不统一，以"手术切除"为主要目标的临床研究，均把"可切除肝转移"定义为"数目 < 5 个"，而事实上，在临床实践中的"可切除"常指单纯技术上的可切除，并不完全是数目的问题。因此，并不能将 EPOC、New EPOC 的结果完全套用。期待未来有更高级别的证据。

33. 手术完全切除肝转移灶仍是目前可能治愈结直肠癌肝转移的唯一方法

推荐符合下述手术适应证的患者在适当的时机接受手术治疗。初始肝转移灶不可切除的患者推荐经多学科讨论后行新辅助化疗，以期转化为可切除肝转移并择机接受手术。

　　肝转移灶手术的适应证包括：结直肠癌原发灶能够或已经根治性切除；根据肝脏解剖学基础和病灶范围肝转移灶可完全(R0)切除，且要求保留足够的肝脏功能，肝脏残留容积≥50%（同步原发灶和肝转移灶切除）或≥30%（分阶段原发灶和肝转移灶切除）；患者全身状况允许，没有不可切除的肝外转移病变。

　　肝转移灶手术的禁忌证包括：结直肠癌原发灶不能取得根治性切除；出现不能切除的肝外转移；预计术后残余肝脏容积不够；患者全身状况不能耐受手术。

参考文献

1. Siegel RL，Miller KD，Jemal A.Cancer Statistics，2017.CA Cancer J Clin，2017，67（1）：7-30.

2. Ferlay J，Soerjomataram I，Dikshit R，et al.Cancer incidence and mortality worldwide：sources，methods and major patterns in GLOBOCAN 2012.Int J Cancer，2015，136（5）：E359-386.

3. 杜灵彬，李辉章，王悠清，等.2013 年中国结直肠癌发病与死亡分析.中华肿瘤杂志，2017，39（9）：701-706.

4. Chen W，Zheng R，Zeng H，et al.The incidence and mortality of major cancers in China，2012.Chin J Cancer，2016，35（1）：73.

5. 陈琼，刘志才，程兰平，等.2003—2007 年中国结直肠癌发病与死亡分析.中国肿瘤，2012，21（3）：179-182.

6. 陈万青，郑荣寿，曾红梅，等.2011 年中国恶性肿瘤发病和死亡分析.中国肿瘤，2015，24（1）：1-10.

7. Zeng H，Zheng R，Guo Y，et al.Cancer survival in China，2003-2005：a

population-based study.Int J Cancer，2015，136（8）：1921-1930.

8. Niu B，Scott AD，Sengupta S，et al.Protein-structure-guided discovery of functional mutations across 19 cancer types.Nat Genet，2016，48（8）：827-837.

9. Stadler ZK，Battaglin F，Middha S，et al.Reliable detection of mismatch repair deficiency in colorectal cancers using mutational load in next-generation sequencing panels.J Clin Oncol，2016，34（18）：2141-2147.

10. Zhu L，Finkelstein D，Gao C，et al.Multi-organ mapping of cancer risk.Cell，2016，166（5）：1132-1146.

11. Ji Y，Yang C，Tang Z，et al.Adenylate kinase hCINAP determines self-renewal of colorectal cancer stem cells by facilitating LDHA phosphorylation.Nat Commun，2017，8：15 308.

12. Burt RW，Barthel JS，Dunn KB，et al.NCCN clinical practice guidelines in oncology.Colorectal cancer screening.J Natl Compr Canc Netw，2010，8（1）：8-61.

13. 胡灵丹，马秀梅.Lynch 综合征研究进展.肿瘤学杂志，2016，22（5）：349-354.

14. 钟晨菡，李晓芬，徐栋，等.Lynch 综合征的诊治进展和家系管理.中国肿瘤临床，2016，43（20）：883-886.

15. Balmaña J，Balaguer F，Cervantes A，et al.Familial risk-colorectal cancer：ESMO Clinical Practice Guidelines.Ann Oncol，2013，24（Suppl 6）：73-80.

16. Vasen HF，Möslein G，Alonso A，et al.Guidelines for the clinical management of familial adenomatous polyposis（FAP）.Gut，2008，57（5）：704-713.

17. Mima K，Nishihara R，Qian ZR，et al.Fusobacterium nucleatum in colorectal

carcinoma tissue and patient prognosis.Gut，2016，65（12）：1973-1980.

18. Castellarin M，Warren RL，Freeman JD，et al.Fusobacterium nucleatum infection is prevalent in human colorectal carcinoma.Genome Res，2012，22（2）：299-306.

19. Kostic AD，Gevers D，Pedamallu CS，et al.Genomic analysis identifies association of Fusobacterium with colorectal carcinoma.Genome Res，2012，22（2）：292-298.

20. Arthur JC，Perez-Chanona E，Mühlbauer M，et al.Intestinal inflammation targets cancer-inducing activity of the microbiota.Science，2012，338（6103）：120-123.

21. Garrett WS.Cancer and the microbiota.Science，2015，348（6230）：80-86.

22. Zitvogel L，Galluzzi L，Viaud S，et al.Cancer and the gut microbiota：an unexpected link.Sci Transl Med，2015，7（271）：271.

23. Repass J，Maherali N，Owen K，et al.Registered report：Fusobacterium nucleatum infection is prevalent in human colorectal carcinoma.Elife，2016，11：5.

24. Han YW.Fusobacterium nucleatum：a commensal-turned pathogen.Curr Opin Microbiol，2015，23：141-147.

25. Wong SH，Zhao L，Zhang X，et al.Gavage of fecal samples from patients with colorectal cancer promotes intestinal carcinogenesis in germ-free and conventional mice. Gastroenterology，2017，153（6）：1621-1633.

26. Peter Jones.Leaving a mark on the cancer genome.Trends Cancer，2015，1（1）：8-9.

27. Adler A，Geiger S，Keil A，et al.Improving compliance to colorectal cancer screening using blood and stool based tests in patients refusing screening colonoscopy in Germany.BMC Gastroenterol，2014，14：183.

28. 中华医学会消化内镜学分会，中国抗癌协会肿瘤内镜学专业委员会．中国早期结直肠癌筛查及内镜诊治指南（2014 年，北京）．胃肠病学，2015，6：345-365.

29. Abdelsattar ZM，Wong SL，Regenbogen SE，et al.Colorectal cancer outcomes and treatment patterns in patients too young for average-risk screening.Cancer，2016，122（6）：929-934.

30. Pearlman R，Frankel WL，Swanson B，et al.Prevalence and spectrum of germline cancer susceptibility gene mutations among patients with early-onset colorectal cancer.JAMA Oncol，2017，3（4）：464-471.

31. 中华医学会消化病学分会，中华医学会消化病学分会肿瘤协作组．中国结直肠癌预防共识意见（2016 年，上海）．中华消化杂志，2016，36（11）：721-733.

32. Liao X，Lochhead P，Nishihara R，et al.Aspirin use，tumor PIK3CA mutation，and colorectal-cancer survival.N Engl J Med，2012，367（17）：1596-1606.

33. Frouws M，Bastiaannet E，Herk-Sukel MV，et al.2306 Aspirin and gastro intestinal malignancies；improved survival not only in colorectal cancer?European Journal of Cancer，2015，51：S434-S434.

34. Hua X，Phipps AI，Burnett-Hartman AN，et al.Timing of aspirin and other nonsteroidal anti-inflammatory drug use among patients with colorectal cancer in relation

to tumor markers and survival.J Clin Oncol，2017，35（24）：2806-2813.

35. Robert Weinberg，Douglas Hanahan.Robert Weinberg：Beyond Hallmarks. Trends Cancer，2015，1（1）：4-5.

36. Punt CJ，Koopman M，Vermeulen L.From tumour heterogeneity to advances in precision treatment of colorectal cancer.Nat Rev Clin Oncol，2017，14（4）：235-246.

37. Bogaert J，Prenen H.Molecular genetics of colorectal cancer.Ann Gastroenterol，2014，27（1）：9-14.

38. Tougeron D，Mouillet G，Trouilloud I，et al.Efficacy of adjuvant chemotherapy in colon cancer with microsatellite instability：a large multicenter AGEO study.J Natl Cancer Inst，2016，108（7）：djv438.

39. Bokemeyer C，Bondarenko I,Hartmann JT,et al.KRAS status and efficacy of first-line treatment of patients with metastatic colorectal cancer (mCRC) with FOLFOX with or without cetuximab：The OPUS experience. Grune & Stratton，2008，26(15)：753-754.

40. Tejpar S,Peeters M,Humblet Y.Relationship of efficacy with KRAS status (wild type versus mutant) in patients with irinotecan-refractory metastatic colorectal cancer (mCRC)，treated with irinotecan (q2w) and escalating doses of cetuximab (q1w)：The EVEREST experience (preliminary data).Journal Clinical Oncology，2008，26（9）：4001.

41. Tol J，Nagtegaal ID，Punt CJ.BRAF mutation in metastatic colorectal cancer.N Engl J Med，2009，361（1）：98-99.

42. Cremolini C，Loupakis F，Ruzzo A，et al.Predictors of benefit in colorectal

cancer treated with cetuximab: are we getting "Lost in TranslationAL"? J Clin Oncol, 2010, 28 (11): 173-174.

43. Fornaro L, Baldi GG, Masi G, et al.Cetuximab plus irinotecan after irinotecan failure in elderly metastatic colorectal cancer patients: clinical outcome according to KRAS and BRAF mutational status.Crit Rev Oncol Hematol, 2011, 78 (3): 243-251.

44. Gu J, Chen N.Current status of rectal cancer treatment in China.Colorectal Dis, 2013, 15 (11): 1345-1350.

45. Lowry AC, Simmang CL, Boulos P, et al.Consensus statement of definitions for anorectal physiology and rectal cancer: report of the Tripartite Consensus Conference on Definitions for Anorectal Physiology and Rectal Cancer, Washington, D.C., May 1, 1999.Dis Colon Rectum, 2001, 44 (7): 915-919.

46. Allaix ME, Fichera A.Modern rectal cancer multidisciplinary treatment: the role of radiation and surgery.Ann Surg Oncol, 2013, 20 (9): 2921-2928.

47. Monson JR, Weiser MR, Buie WD, et al.Practice parameters for the management of rectal cancer (revised).Diseases of the Colon & Rectum, 2005, 48 (3): 411-423.

48. Bujko K, Rutkowski A, Chang GJ, et al.Is the 1-cm rule of distal bowel resection margin in rectal cancer based on clinical evidence? a systematic review.Indian J Surg Oncol, 2012, 3 (2): 139-146.

49. Williamson ME, Lewis WG, Holdsworth PJ, et al.Decrease in the anorectal pressure gradient after low anterior resection of the rectum.A study using continuous

中国医学临床百家

ambulatory manometry.Dis Colon Rectum，1994，37（12）：1228-1231.

50. Seow-Choen F，Goh HS.Prospective randomized trial comparing J colonic pouch-anal anastomosis and straight coloanal reconstruction.Br J Surg，1995，82（5）：608-610.

51. Hallböök O，Påhlman L，Krog M，et al.Randomized comparison of straight and colonic J pouch anastomosis after low anterior resection.Ann Surg，1996，224（1）：58-65.

52. 杜长征，顾晋.直肠癌外科手术的应用解剖.中国实用外科杂志，2008，28（9）：785-788.

53. Lange MM，Buunen M，van de Velde CJ，et al.Level of arterial ligation in rectal cancer surgery：low tie preferred over high tie. A review.Dis Colon Rectum，2008，51（7）：1139-1145.

54. Fazio S，Ciferri E，Giacchino P，et al.Cancer of the rectum：comparison of two different surgical approaches.Chir Ital，2004，56（1）：23-30.

55. Sato K，Inomata M，Kakisako K，et al.Surgical technique influences bowel function after low anterior resection and sigmoid colectomy.Hepatogastroenterology，2003，50（53）：1381-1384.

56. Nelson H，Petrelli N，Carlin A，et al.Guidelines 2000 for colon and rectal cancer surgery.J Natl Cancer Inst，2001，93（8）：583-596.

57. 顾晋.中低位直肠癌手术盆腔自主神经保护的现状.中国普外基础与临床杂志，2005，12（1）：4-6.

58. Shirouzu K，Ogata Y，Araki Y.Oncologic and functional results of total

mesorectal excision and autonomic nerve-preserving operation for advanced lower rectal cancer.Dis Colon Rectum，2004，47（9）：1442-1447.

59. Pocard M，Zinzindohoue F，Haab F，et al.A prospective study of sexual and urinary function before and after total mesorectal excision with autonomic nerve preservation for rectal cancer.Surgery，2002，131（4）：368-372.

60. Cecil TD，Sexton R，Moran BJ，et al.Total mesorectal excision results in low local recurrence rates in lymph node-positive rectal cancer.Dis Colon Rectum，2004，47（7）：1145-1149.

61. 顾晋. 全直肠系膜切除术. 中华外科杂志，2004，8（15）：950-952.

62. Dent OF，Haboubi N，Chapuis PH，et al.Assessing the evidence for an association between circumferential tumour clearance and local recurrence after resection of rectal cancer.Colorectal Dis，2007，9（2）：112-121.

63. Birbeck KF，Macklin CP，Tiffin NJ，et al.Rates of circumferential resection margin involvement vary between surgeons and predict outcomes in rectal cancer surgery. Ann Surg，2002，235（4）：449-457.

64. Rullier E，Laurent C，Bretagnol F，et al.Sphincter-saving resection for all rectal carcinomas：the end of the 2-cm distal rule.Ann Surg，2005，241（3）：465-469.

65. Bretagnol F，Rullier E，Laurent C，et al.Comparison of functional results and quality of life between intersphincteric resection and conventional coloanal anastomosis for low rectal cancer.Dis Colon Rectum，2004，47（6）：832-838.

66. International Agency for Research on Cancer. GLOBOCAN 2012: Estimated

cancer incidence, mortality and prevalence worldwide in 2012.http://globocan.iarc.fr/ Pages/ fact_sheets_cancer.aspx

67. Siegel R, Desantis C, Jemal A.Colorectal cancer statistics, 2014.CA Cancer J Clin, 2014, 64 (2): 104-117.

68. Jemal A, Bray F, Center MM, et al.Global cancer statistics.CA Cancer J Clin, 2011, 61 (2): 69-90.

69. Tanis PJ, Buskens CJ, Bemelman WA.Laparoscopy for colorectal cancer.Best Pract Res Clin Gastroenterol, 2014, 28 (1): 29-39.

70. Hui VW, Guillem JG.Minimal access surgery for rectal cancer: an update.Nat Rev Gastroenterol Hepatol, 2014, 11 (3): 158-165.

71. 顾晋, 陈鹏举. 胃肠外科医师应重视结直肠癌的辅助化疗. 中华胃肠外科杂志, 2015, (10): 974-978.

72. 陈功 .2017 版美国国立综合癌症网络结直肠癌指南更新解读. 中华胃肠外科杂志, 2017, 20 (1): 28-33.

73. 邵仟仟, 林国乐 .2017.V1 版《NCCN 结直肠癌诊治指南》更新解读. 中国全科医学, 2017, 20 (6): 635-638.

74. Tanis PJ, Buskens CJ, Bemelman WA.Laparoscopy for colorectal cancer.Best Pract Res Clin Gastroenterol, 2014, 28 (1): 29-39.

75. Kuebler JP, Wieand HS, O' Connell MJ, et al.Oxaliplatin combined with weekly bolus fluorouracil and leucovorin as surgical adjuvant chemotherapy for stage II and III colon cancer: results from NSABP C-07.J Clin Oncol, 2007, 25 (16): 2198-2204.

76. Wilkinson NW, Yothers G, Lopa S, et al.Long-term survival results of surgery alone versus surgery plus 5-fluorouracil and leucovorin for stage II and stage III colon cancer: pooled analysis of NSABP C-01 through C-05. A baseline from which to compare modern adjuvant trials.Ann Surg Oncol, 2010, 17 (4): 959-966.

77. Betge J, Rehak P, Langner C.Adjuvant chemotherapy improves survival in patients with American Joint Committee on Cancer stage II colon cancer.Cancer, 2012, 118 (8): 2184.

78. McGee MF, Benson AB 3rd.Adjuvant chemotherapy for stage II colon cancer: everyone still needs a tailor.Ann Surg Oncol, 2014, 21 (6): 1765-1767.

79. Figueredo A, Charette ML, Maroun J, et al.Adjuvant therapy for stage II colon cancer: a systematic review from the Cancer Care Ontario Program in evidence-based care's gastrointestinal cancer disease site group.Journal of Clinical Oncology Official Journal of the American Society of Clinical Oncology, 2004, 22 (16): 3395-3407.

80. Quasar Collaborative Group, Gray R, Barnwell J, et al.Adjuvant chemotherapy versus observation in patients with colorectal cancer: a randomised study. Lancet, 2007, 370 (9604): 2020-2029.

81. Benson AB 3rd, Schrag D, Somerfield MR, et al.American Society of Clinical Oncology recommendations on adjuvant chemotherapy for stage II colon cancer.J Clin Oncol, 2004, 22 (16): 3408-3419.

82. O'Connor ES, Greenblatt DY, LoConte NK, et al.Adjuvant chemotherapy for stage II colon cancer with poor prognostic features.J Clin Oncol, 2011, 29 (25):

中国医学临床百家

3381-3388.

83. Lim SB，Yu CS，Jang SJ，et al.Prognostic significance of lymphovascular invasion in sporadic colorectal cancer.Dis Colon Rectum，2010，53（4）：377-384.

84. Kumar A，Kennecke HF，Renouf DJ，et al.Adjuvant chemotherapy use and outcomes of patients with high-risk versus low-risk stage Ⅱ colon cancer.Cancer，2015，121（4）：527-534.

85. Weiss JM，Schumacher J，Allen GO，et al.Adjuvant chemotherapy for stage Ⅱ right-sided and left-sided colon cancer：analysis of SEER-medicare data.Ann Surg Oncol，2014，21（6）：1781-1791.

出版者后记
Postscript

科学技术文献出版社自 1973 年成立即开始出版医学图书，40 余年来，医学图书的内容和出版形式都发生了很大变化，这些无一不与医学的发展和进步相关。《中国医学临床百家》从 2016 年策划至今，感谢 600 余位权威专家对每本书、每个细节的精雕细琢，现已出版作品近百种。2018 年，丛书全面展开学科总主编制，由各个学科权威专家指导本学科相关出版工作，我们以饱满的热情迎来了《中国医学临床百家》丛书各个分卷的诞生，也期待着《中国医学临床百家》丛书的出版工作更加科学与规范。

近几年，中国的临床医学有了很大的发展，在国际医学领域也开始崭露头角。以北京天坛医院牵头的 CHANCE 研究成果改写美国脑血管病二级预防指南为标志，中国一批临床专家的科研成果正在走向世界。但是，这些权威临床专家的科研成果多数首先发表在国外期刊上，之后才在国内期刊、会议中展现。如果出版专著，又为多人合著，专家个人的观点和成果精华被稀释。为改变这种零落的展现方式，作为科技部所属的唯一一家出版机构，我们有责任为中国的临床医生提供一个系统展示临床研究成果的舞台。为此，我们策划出版了这套高端医学专著——《中国医学临床百家》丛书。

"百家"既指临床各学科的权威专家，也取百家争鸣之义。

丛书中每一本书阐述一种疾病的最新研究成果及专家观点，按年度持续出版，强调医学知识的权威性和时效性，以期细致、连续、全面展示我国临床医学的发展历程。与其他医学专著相比，本丛书具有出版周期短、持续性强、主题突出、内容精练、阅读体验佳等特点。在图书出版的同时，同步通过万方数据库等互联网平台进入全国的医院，让各级临床医师和医学科研人员通过数据库检索到专家观点，并能迅速在临床实践中得以应用。

在与作者沟通过程中，他们对丛书出版的高度认可给了我们坚定的信心。北京协和医院邱贵兴院士说"这个项目是出版界的创新……项目持续开展下去，对促进中国临床学科的发展能起到很大作用"。中国人民解放军第二军医大学孙颖浩校长表示"我鼓励我国的泌尿外科医生把自己的创新成果和宝贵的经验传播给国内同行，我期待本丛书的出版"；北京大学第一医院霍勇教授认为"百家丛书很有意义"。我们感谢这么多临床专家积极参与本丛书的写作，他们在深夜里的奋笔，感动着我们，鼓舞着我们，这是对本丛书的巨大支持，也是对我们出版工作的肯定，我们由衷地感谢作者的支持与付出！

在传统媒体与新兴媒体相融合的今天，打造好这套在互联网时代出版与传播的高端医学专著，为临床科研成果的快速转化服务，为中国临床医学的创新及临床医师诊疗水平的提升服务，我们一直在努力！

科学技术文献出版社

2018 年春

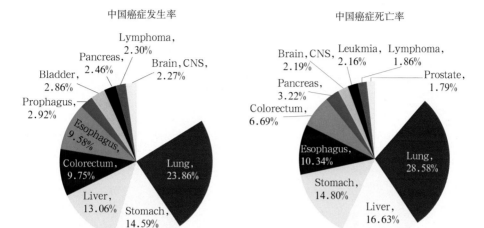

彩插 1　中国癌症发病率和死亡率统计

注：引自 Chen W，Zheng R，Zeng H，et al.The incidence and mortality of major cancers in China，2012.Chin J Cancer，2016，35（1）：73.

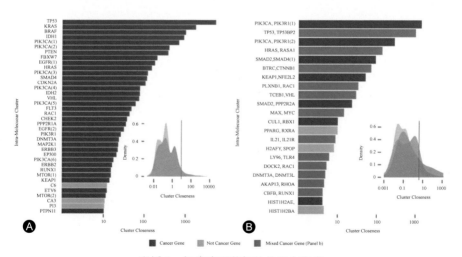

彩插 2　与癌症显著相关的蛋白聚类

注：引自 Niu B，Scott AD，Sengupta S，et al.Protein-structure-guided discovery of functional mutations across 19 cancer types.Nat Genet，2016，48（8）：827-837.

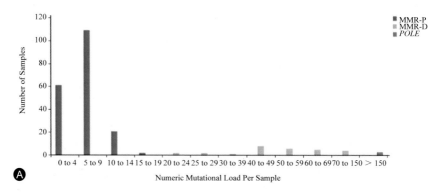

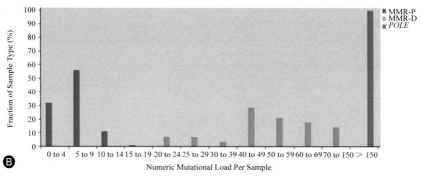

彩插 3　结直肠癌中的肿瘤突变负荷情况

注：引自 Stadler ZK，Battaglin F，Middha S，et al.Reliable Detection of Mismatch Repair Deficiency in Colorectal Cancers Using Mutational Load in Next-Generation Sequencing Panels.J Clin Oncol，2016，34（18）：2141-2147.

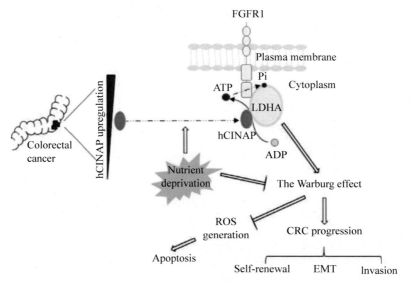

彩插 4　腺苷酸激酶 hCINAP 促进结直肠癌干细胞中的 Warburg 效应

注：引自 Ji Y，Yang C，Tang Z，et al.Adenylate kinase hCINAP determines self-renewal of colorectal cancer stem cells by facilitating LDHA phosphorylation. Nat Commun，2017，8：15308.

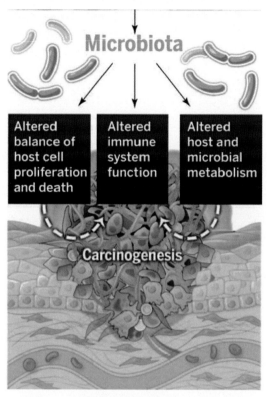

彩插 5 肠道微生物对肿瘤发生发展的影响

注：引自：Garrett W S.Cancer and the microbiota.Science，2015，348（6230）：80.

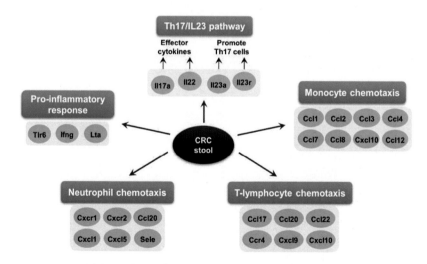

彩插 6 结直肠癌患者粪便移植导致增加的细胞因子

注：引自 Wong SH，Zhao L，Zhang X，et al.Gavage of Fecal Samples From Patients With Colorectal Cancer Promotes Intestinal Carcinogenesis in Germ-Free and Conventional Mice.Gastroenterology，2017，153（6）：1621-1633.